だいわ文庫

15万人診た高齢者医療の名医が教える

70歳すぎても歩ける体になる！

安保雅

大和書房

はじめに

今は元気に出歩けても5年後、10年後には……あなたは大丈夫？

現在59歳の私は、20代の頃、漠然とではありますが、以下のような未来を頭の中に描いていました。

がんばって一生懸命働いて、結婚し、何とか子どもを一人前にして、貯めるものは貯めて、年を取ったらさっさと仕事をやめて、年金をもらって優雅に孫と過ごしたり、好きなことをしよう……。

しかし、現実はどうでしょうか。

ここ10年、総収入は下がり、年金も下がり、人口も出生率も下がり続け、地球温暖化による気候変動も激しくなり、先行きの不安は増すばかりです。20代の頃に思い描いていたようにはいかないだろうと思っているのは、私ばかりではないでしょう。

そんな中で、20年以上にわたって右肩上がりで伸び続けているものがあります。

それが何だかわかりますか？　**平均寿命**です。

70代が「最後の活動期」

２００1年に男性＝78・０7歳、女性＝84・９３歳だった日本人の平均寿命は、２０1６年には男性＝80・９８歳、女性＝87・１４歳と、その間まさに右肩上がりで延びているのです（7ページ図参照）

かくして日本は、２００7年に65歳以上の全人口に占める比率が21％を超え、以来、超高齢社会の只中にあります。ちなみに65歳以上の人の全人口に占める比率が7％以上になると「高齢化社会」、14％を超えると「高齢社会」、21％を超えると「超高齢社会」といいます。「超高齢社会」は言うなれば高齢化社会の最終形なのです。

ただ、**平均寿命が延びたからといって、単純に喜ぶわけにはいきません。**なぜかといえば、寿命関連ではもうひとつ、**健康寿命**という指標もあり、こちらにも気を配らなくてはいけないからです。

平均寿命と健康寿命はどう違うのでしょうか。

簡単にいうと、平均寿命とは「**何歳まで生きられるか**」という指標です。一方、健康寿命は「何歳まで健康でいられるか」の指標です。もう少し詳しくいうと、「健康上の問題で日常生活が制限されることなく生活できる期間」が健康寿命です。

その健康寿命を2016年で見てみると、男性＝72・14歳、女性＝74・79歳となっています。**平均寿命との差は、男性＝8・84歳、女性＝12・35歳**となります。この年月は「日常の生活において、誰かの手によって介護や看護などの世話になる期間」を意味します。

たしかに平均寿命は男女ともに80歳を超えていますが、**誰の世話にもならずにいられるのはどちらも70代前半**までなのです。

平均寿命が延びるのは喜ばしいことではありますが、できるなら最後の最後まで誰の世話にもならずに日常生活を送りたいというのが誰にとっても切なる思いでしょう。

では、どうすれば、それが可能になるのでしょうか。

平均寿命と健康寿命の落差が縮まり、最終的にその差がなくなり、両者がイコールになれば、それは可能となります。

政府は2040年までに健康寿命を3年以上延ばそうといろいろな対策などを打ち出しています。また、そのためには疾病の早期発見、疾病の重症化予防などさまざまな取り組みを必要としています。

「寝たきり老後」にならない3つのポイント

その意気やよしではありますが、現実には、平均寿命と健康寿命には、男性＝8・84歳、女性＝12・35歳という差があり、**人生の締めくくりの時期に人の**

平均寿命と健康寿命の推移

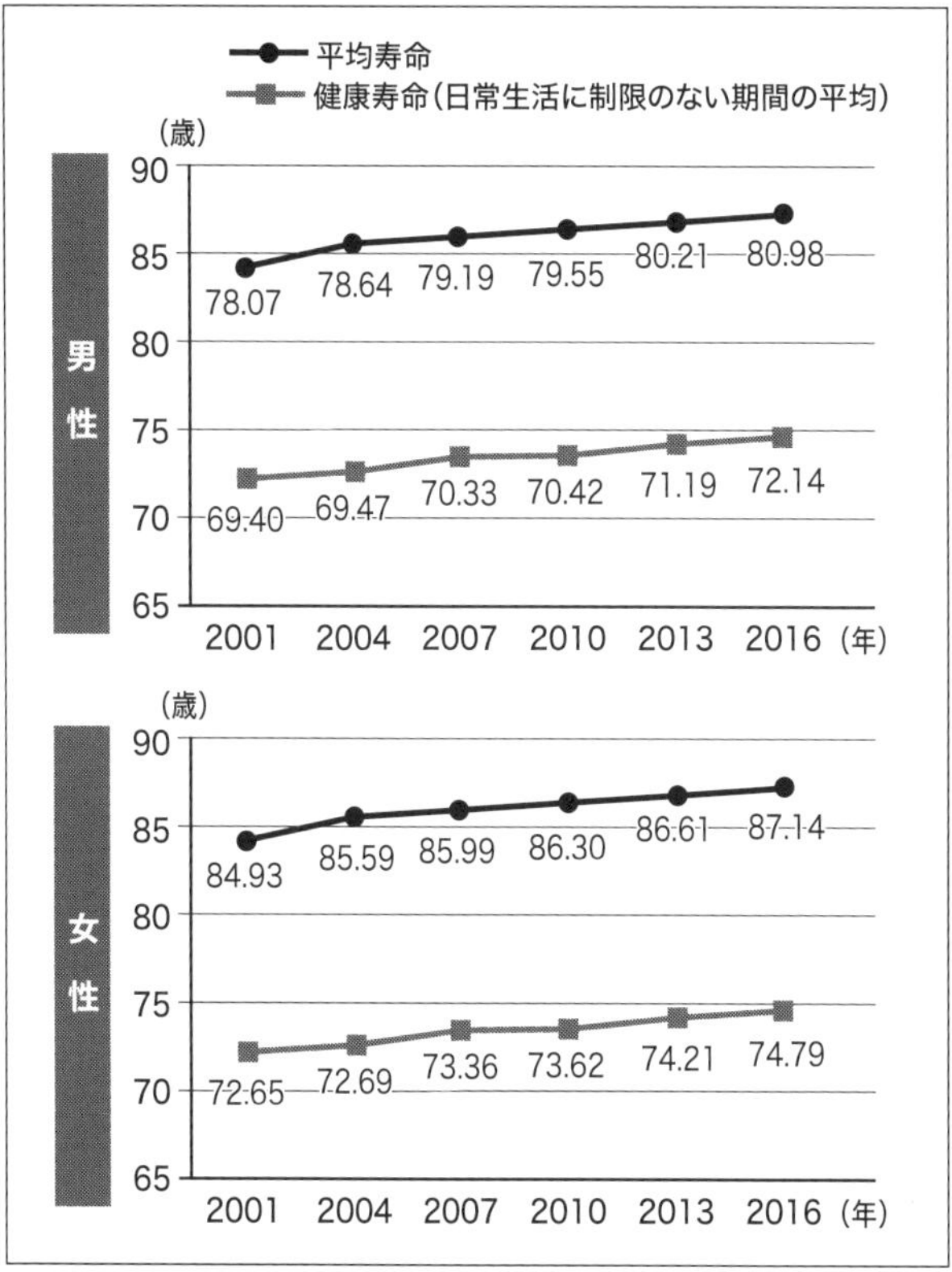

注：平均寿命については、2010年につき厚生労働省政策統括官付参事官付人口動態・保健社会統計室「完全生命表」、他の年につき「簡易生命表」、健康寿命については厚生労働省政策統括官付参事官付人口動態・保健社会統計室「簡易生命表」、「人口動態統計」、厚生労働省政策統括官付参事官付世帯統計室「国民生活基礎調査」、総務省統計局「人口推計」より算出。
出典：令和２年版厚生労働白書

手助けや介護を必要としている人が多数いるのです。

その原因は何なのでしょうか。

厚生労働省が公表している「平成28年 国民生活基礎調査の概況」には、「要介護度別にみた介護が必要となった主な原因」が記されています。

それによると、**要支援の主な原因は関節疾患**《しっかん》であり、**要介護の主な原因は認知症や脳卒中**です。

要するに、最後までピンピン楽しみ、ゴールするためには、関節を痛めず、骨折や転倒などをしないようにし、脳卒中や認知症にならないようにすればいいのです。

こうした疾患にならなければ、会社は長期間の休養を許してくれるだろうか、復帰したときには席がないのではないかといった不安は一掃され、早期リタイアして第二の人生は大好きな自然に囲まれた暮らしをしたいといった夢も現実性を帯びてくるのです。

要介護度別にみた介護が必要となった主な原因(上位3位)

(単位:%)　　　　平成28年

要介護度	第1位		第2位		第3位	
総数	認知症	18.0	脳血管疾患(脳卒中)	16.6	高齢による衰弱	13.3
要支援者	関節疾患	17.2	高齢による衰弱	16.2	骨折・転倒	15.2
要支援1	関節疾患	20.0	高齢による衰弱	18.4	脳血管疾患(脳卒中)	11.5
要支援2	骨折・転倒	18.4	関節疾患	14.7	脳血管疾患(脳卒中)	14.6
要介護者	認知症	24.8	脳血管疾患(脳卒中)	18.4	高齢による衰弱	12.1
要介護1	認知症	24.8	高齢による衰弱	13.6	脳血管疾患(脳卒中)	11.9
要介護2	認知症	22.8	脳血管疾患(脳卒中)	17.9	高齢による衰弱	13.3
要介護3	認知症	30.3	脳血管疾患(脳卒中)	19.8	高齢による衰弱	12.8
要介護4	認知症	25.4	脳血管疾患(脳卒中)	23.1	骨折・転倒	12.0
要介護5	脳血管疾患(脳卒中)	30.8	認知症	20.4	骨折・転倒	10.2

注：熊本県は除く。
出典：平成 28 年国民生活基礎調査の概況

では、関節疾患や脳卒中、認知症などにならないために、今何をしたらいいのでしょうか。

積極的に予防に取り組むことが大切です。より具体的にいうなら、ストレッチングや筋力トレーニングをしてしっかり体を動かし、バランスの良い栄養摂取を心がけ、そして目的に応じて定期的にきっちり検診を受けることが重要になります。

こうしたことを始めるのは**早いに越したことはありません。**50代になったら開始したいところです。自分にはまだ早いだろうなどとは思わずに、「備えあれば憂いなし」ということわざを改めて思い起こしてみてください。

ゆる〜く続けて、人生を最後まで楽しみつくそう

健康で元気な体づくりに関しては私たちにおまかせください。

この本では運動習慣がない人でも、手軽に続けられるトレーニングを紹介して

います。**わざわざジムに通う必要はないし、運動器具にお金をかける必要も一切ありません。**

これは私が診療部長を務めるリハビリテーション科の理学療法士・中山恭秀技師長とともに考案したもので、**誰もが無理なく気軽にできて、それでいてハードなトレーニングと同等の、いやそれ以上の効果が期待できるものです。**

どれも空いている時間に簡単にできて、それでいてとんでもない効果があるものばかりです。運動不足の解消にももってこいです。

50～60代なら、最近、階段を上るのがつらくなってきた、筋力低下・運動機能低下が心配だ、あるいは継続している運動習慣がない、外出することが少なくなった、転倒などによるケガ、骨折が治りにくくなってきたと感じているような方には最適です。また、脳卒中・認知症の予防を今のうちから始めておきたいという人にも、効果満点の一冊となるはずです。

70代であれば、少なくともあと10年は自分の足で行きたいところへ自由に行ける体でいたい、ＱＯＬ（クオリティ・オブ・ライフ）を損ないたくない、できるだけ要介護になる期間を短くしたいなどと考えている人にはぴったりです。

どうぞ本書で健康な体を手に入れるとともに、老後の不安を一掃させてください。

さあ、今日からさっそく、何歳になっても自由に歩ける体づくりをスタートさせましょう。

安保　雅博

目次

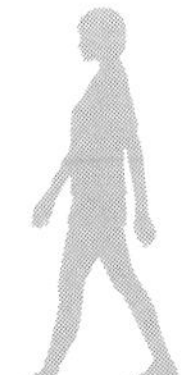

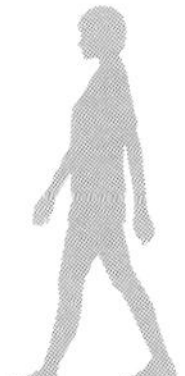

2章 バランス力があれば疲れない、転倒しない

関節の可動域を広げる

3章 骨が丈夫なら骨折は避けられる

骨密度と骨質を上げる

4章 「貯筋」で容赦ない老化にブレーキを

筋量低下を防ぐ

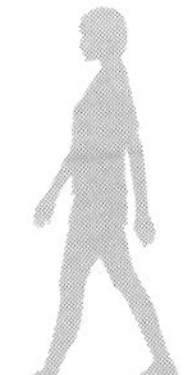

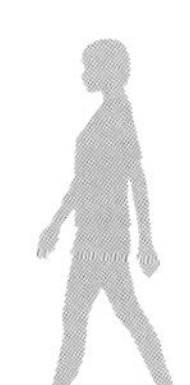

5章 名医が毎日やっている認知症予防

脳の認知機能を高める

6章 高血圧、高血糖で死にたくなければ、この心がけを

血管と血流をきれいにする

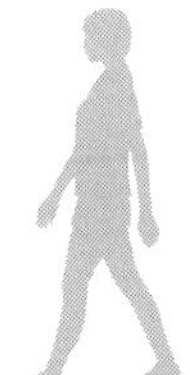

「自分にはまだ早いよ」とお思いの方が多いでしょうが、自身の現状を知ることも大切です。まずは健康寿命度をチェックしてみましょう。

以下の設問について、当てはまるものにチェックをつけてください。チェックの数で、あなたの健康寿命の長さがわかります。

- □ 歩く速度が同年代より遅い
- □ 2kgほどの買い物袋を持ち帰るのがつらい
- □ 立ったまま落ちているものが拾えない
- □ 運動習慣がない
- □ 外出する機会がほとんどない（出不精）
- □ 1日2000歩ほどしか歩かない

＼こんな人は
「寝たきり老後」予備軍かも……／

あなたの健康寿命度をチェック☑

□ 階段の上り下りがつらい

□ 階段を使うのが億劫

□ エレベーターやエスカレーターを頻繁に使う

□ 買い物途中などに、休憩をとりたくなる

□ 平坦な道や段差がないところでもつまずく

□ 片足立ちで靴下がはけない

判定

いくつチェック☑がつきましたか?

0〜3個

健康寿命度
★★★

あなたの健康寿命度は「**3**」。この体力・筋力を維持できるように、引き続きがんばりましょう。

4〜8個

健康寿命度
★★☆

あなたの健康寿命度は「**2**」。できるだけ運動を行い、健康寿命を延ばしましょう。

9個以上

健康寿命度
★☆☆

あなたの健康寿命度は「**1**」。このままでは寝たきりになるリスクがかなり高いです。

*健康寿命度が★☆☆と判定された方も、これから本書でお伝えするトレーニングを行うことで、健康寿命度を★★☆や★★★に向上させることが可能です。

第1章

この2つの力が、「老い」を遠ざける！

心地よく「立つ・歩く」

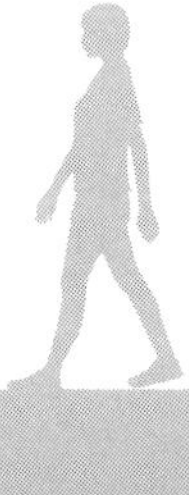

立ち方を意識するほうが断然、人生を楽しめる

「なんて姿勢が悪いんだ」

ショーウインドウに映っている自分の姿をちらりと見て、背中が丸くなっているのにびっくりしたことはありませんか。背中が丸くなるのは、年齢とともに頭が前方に傾いてくることによって起こります。

それもそのはず、頭の重さは年をとってもあまり変わらない一方、筋力は年齢を重ねれば重ねるほど必ず低下し、**首で頭を支えきれなくなっていく**からです。

頭の重さがどれくらいあるかご存じですか。一般に体重の8％程度といわれています。体重60kgの人なら約5kg。5kgといえば、ボウリングの球やお米の1袋

に相当します。それが長年、首の上に鎮座しているのです。

若い頃は、背筋で楽々と支えられていましたが、背筋は年齢とともに衰えます。そうなると、重力に耐えるだけで精一杯に。結果、背中をまっすぐにしておくだけの余力がなくなり、背中が丸くなってしまうのです。

さらに筋力は低下し、やがて脊椎《せきつい》、背骨も曲がってきます。そうなると、何か特別なことをしたわけでもないのに疲れるようになります。普通の姿勢でいるだけなのに疲れてしまうのです。これは筋肉が、姿勢を保とうとして過剰に働いているためと考えられます。

放置してはいけない「姿勢のくずれ」

一般的に人は年齢を重ねるほどに背中が丸くなり、前のめりの姿勢をとるようになります。これを前傾姿勢といいます。

頭が下を向くので、必然的に視線は足元に落ちることになります。そうなると、そのままの状態では前が見にくいので、あごを少し突き出して安定性を保とうとします。そうすると今度はお尻が後ろに突き出てしまいます。

このような経過をたどると、猫背といわれる姿勢を招いてしまいます。そうならずに背筋がピンとしている人は、それだけでも若く見えます。

では、背中が丸くなったままで放置しておくと、どんな影響があるのでしょうか。

まず何よりも、歩行に悪影響を与えます。

丸まった姿勢は脊椎がまっすぐではないので、バランスがとりにくくなります。歩行は前方へ円滑に重心を移動することで可能となるのですが、**背中が丸まっているると、どうしても前に倒れそうになり転倒のリスクを高めます。**

また、丸まった時間が長くなると、背筋を伸ばしにくくなります。たとえば、ラジオ体操などで行う〝深呼吸〟、つまり、手を伸ばして頭を後ろに倒すような運動がしにくくなるのです。

猫背の特徴

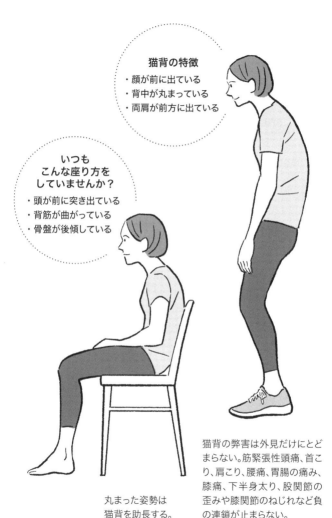

・顔が前に出ている
・背中が丸まっている
・両肩が前方に出ている

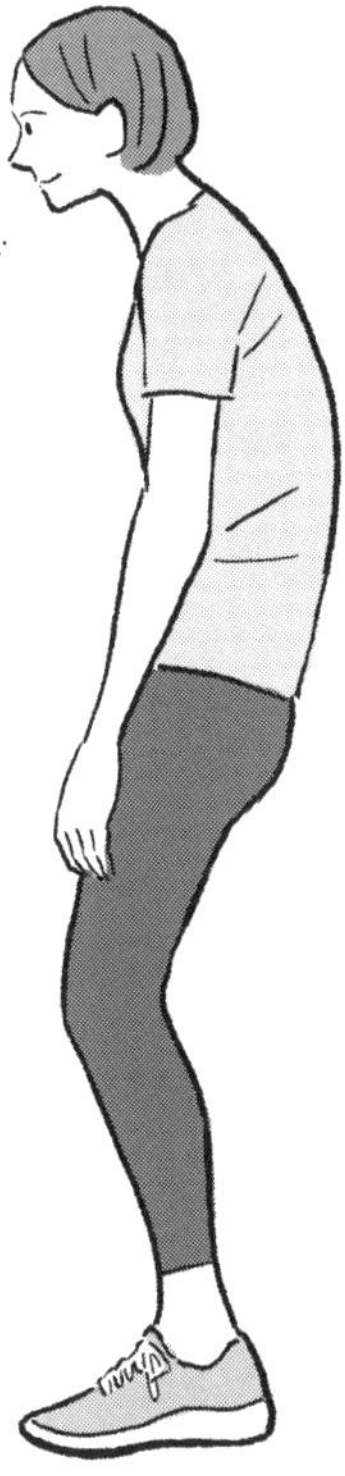

**いつも
こんな座り方を
していませんか？**

・頭が前に突き出ている
・背筋が曲がっている
・骨盤が後傾している

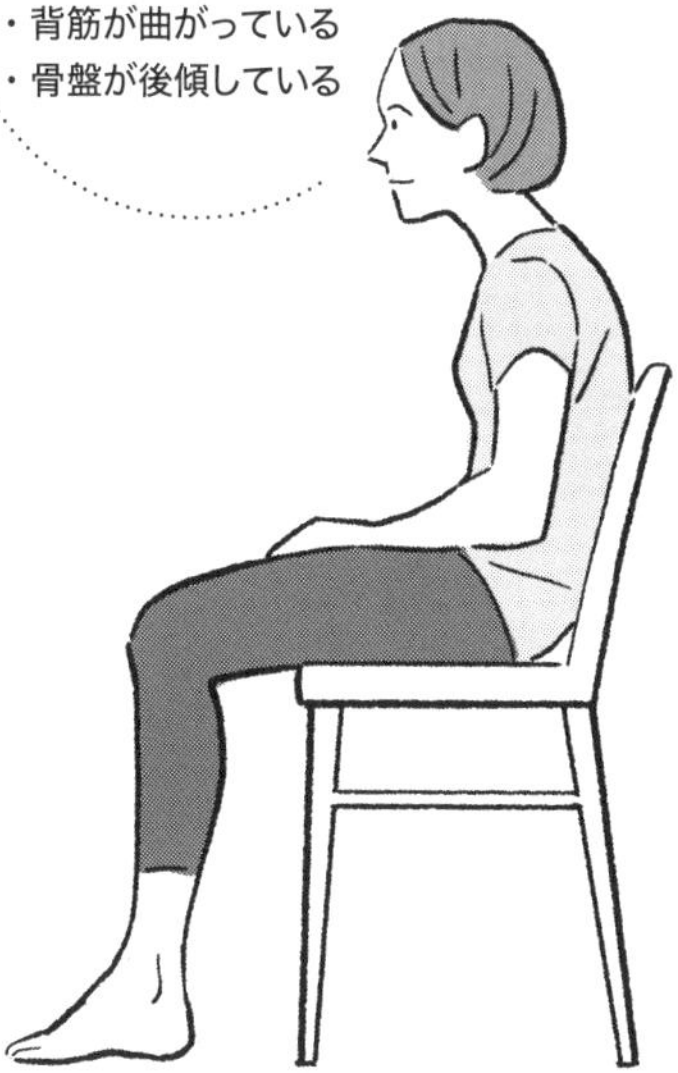

丸まった姿勢は
猫背を助長する。

猫背の弊害は外見だけにとどまらない。筋緊張性頭痛、首こり、肩こり、腰痛、胃腸の痛み、膝痛、下半身太り、股関節の歪みや膝関節のねじれなど負の連鎖が止まらない。

肋骨《ろっこつ》や脊椎の動きは制限され、前かがみが増えるので、どうしても呼吸の効率が低下します。

それだけではありません。下がってくる頭を一生懸命持ち上げるようにして歩くので、首や背中の筋は疲労しやすくなります。まさに悪循環ですね。

楽々生きるために「正しく、立とう！」

この悪循環から脱するには、どうしたらいいのでしょうか。

「理想的な立ち方（姿勢）」を知り、それに近づけるようにトレーニングするしかありません。といっても、それほど難しいことではないのでご安心ください。

まずは、「理想的な姿勢」をすぐに思い描けるようになりましょう。

理想的な姿勢は、前後左右に凹凸が少ない状態です。次の図をご覧いただければ一目瞭然《りょうぜん》でしょう。横から見て●印が直線上に乗っているのが理想的な姿勢です。

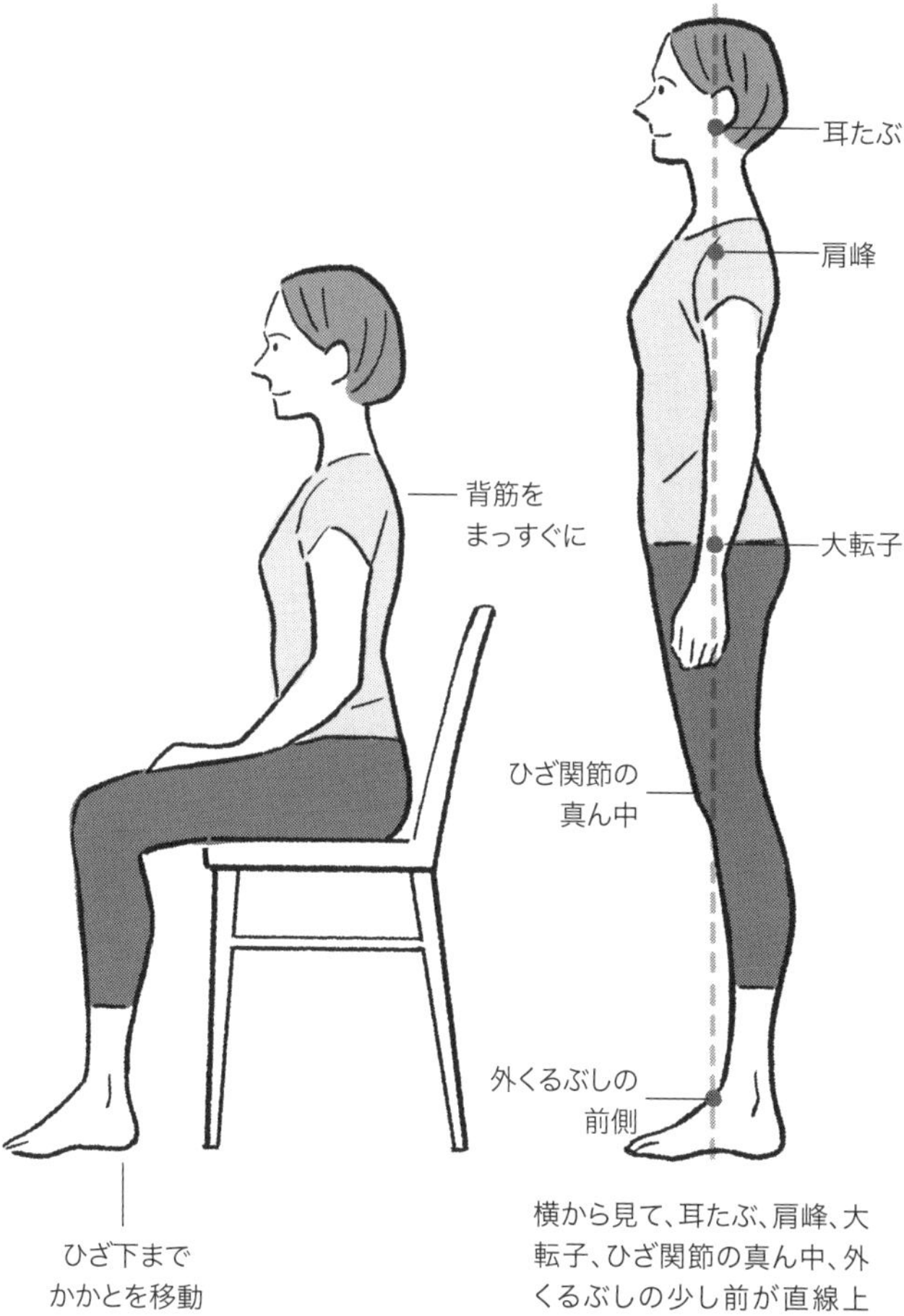

横から見て、耳たぶ、肩峰、大転子、ひざ関節の真ん中、外くるぶしの少し前が直線上に揃っていれば綺麗な姿勢。

ちなみに●印の部分をランドマークといいます。ランドマークの位置は、上から順に耳たぶ、肩の部分の飛び出た骨（肩峰《けんぽう》）、股関節の外側にある飛び出た部分（大転子《だいてんし》）、ひざ関節の真ん中あたり、外くるぶしの少し前と規定されています。

ご家庭で確認するのであれば、**全身を鏡に映して、ランドマークの部分がほぼ直線上にあるかどうかをチェックしてみましょう。**ランドマークの部分にシールを貼り、その姿を鏡に映せば、シールがほぼ一直線に並んでいるかどうか容易に確認できるでしょう。

必要以上の「反り腰姿勢」に要注意

理想的な姿勢をめざして胸を張るのはいいのですが、あまりに意識しすぎると、今度は反り腰気味になってしまいます。この姿勢はよろしくありません。**胸を張ることであごが上がり、首に負担がかかってしまったり、肩に負担がかかり肩痛を引き起こしかねない**からです。

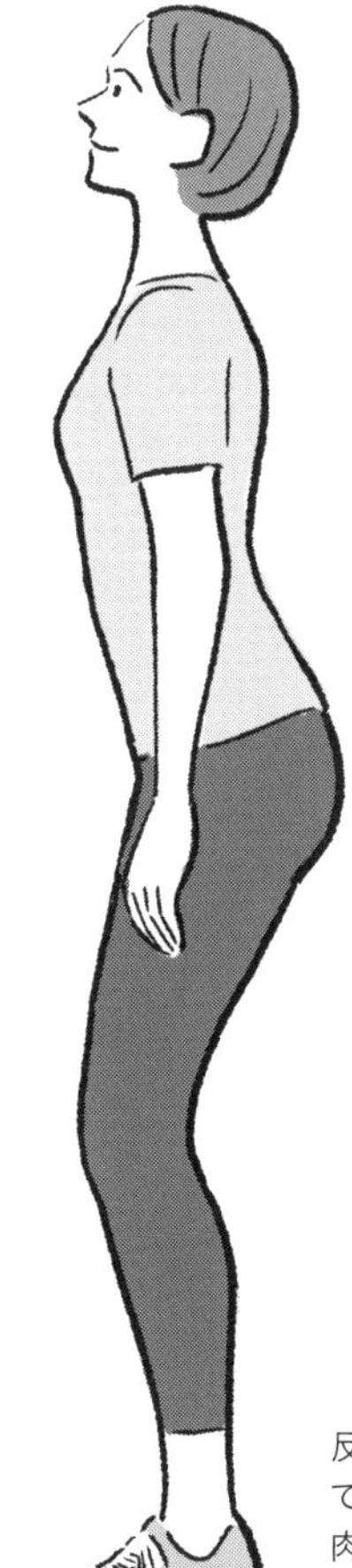

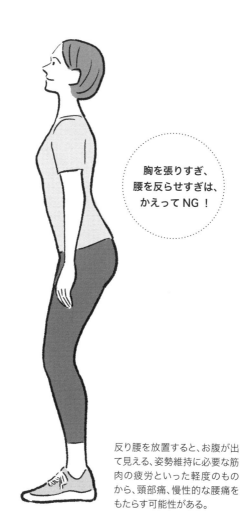

胸を張りすぎ、
腰を反らせすぎは、
かえってNG！

反り腰を放置すると、お腹が出て見える、姿勢維持に必要な筋肉の疲労といった軽度のものから、頸部痛、慢性的な腰痛をもたらす可能性がある。

リラックスした状態で胸を張るとともに、ひざは曲げずにまっすぐ伸ばす、両足の間隔は肩幅よりやや狭い程度に、といったことも心がけましょう。

また、**壁に後頭部とかかとをつけて、殿部《でんぶ》（お尻）が触れるくらいの姿勢をとってみる**のもいいでしょう。その際は、肩の力を抜いて頭が壁に触れるように意識してみましょう。視線はまっすぐ、あごを軽く引いて、ひざをしっかりと伸ばします。

そして、正しい姿勢を維持し、習慣化するためには、自分がその姿勢をとれているか定期的にチェックすることをおすすめします。

チェック法としては、自分の姿を自撮りするか、誰かに撮ってもらうかして、普段の立ち姿の写真と、意識してきれいに立った写真を比べてみることです。

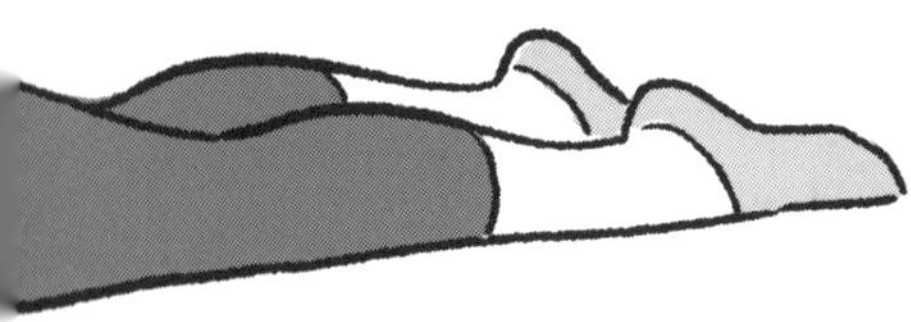

2つの姿がほとんど同じなら、あなたは日常的に正しい姿勢がとれていることになります。

前傾姿勢がクセになっているなら、このストレッチング

前傾姿勢は非常に不安定な姿勢なので、筋疲労も早く、また転倒のリスクも高くなります。

この姿勢をラクに修正する方法があります。後ろにのけぞるようにして体の前面の筋肉をしっかりストレッチングすることです。

私が推奨する一番いい方法が、**うつ伏せ寝をする**ことです。うつ伏せになって寝ると、重力によって体の前面の筋肉を確実にストレッチングできるのです。

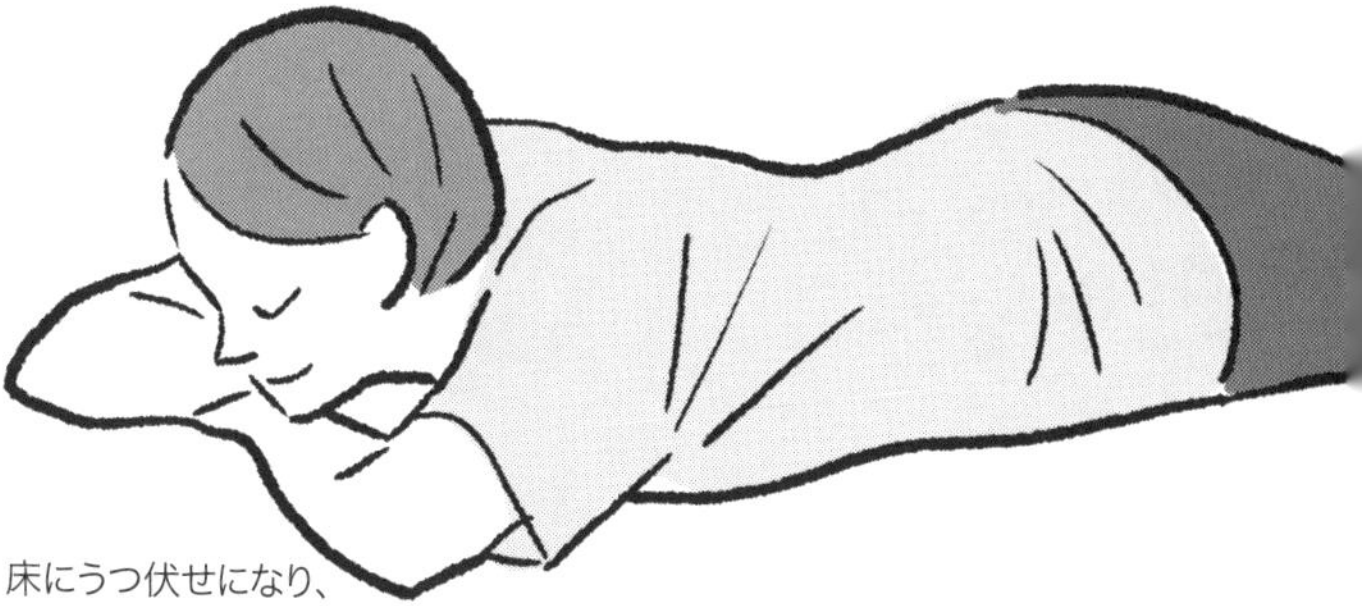

床にうつ伏せになり、
両手は顔の下で重ねる。

うつ伏せで寝る人はあまりいないと思いますが、ときどきでかまわないのでぜひ実行してみてください。

高齢者が気をつけたいのが、バランス力の低下

私たちの体には重心を安定させて姿勢を保つ力（バランス能力）が備わっています。そのバランスをキープするためには、重力的に一番負荷がかからない姿勢でいる必要があります。

その姿勢を**直立位**《ちょくりつい》といいます。両足でまっすぐに立ち、グラグラしない姿勢です。この直立位が筋力の調和が一番とれているのです。

この直立位、要するにまっすぐ立つだけですから、若い時分は当然のようにこの姿勢がとれます。ところが年齢が上がるにつれて、たったこれだけのことが簡単にはできなくなるのです。バランス能力が低下するからです。その結果、高齢

者は立ち上がりやちょっとした段差でバランスを崩し、転倒するようになってしまいます。

覆水は盆に返りませんが、**衰えたバランス能力は簡単なトレーニングをすることで再び向上します。**若い頃並みにというわけにはいかないかもしれませんが、バランスを崩して転倒する危険性を減らすことはできます。

では、どんなトレーニングをしたらいいのでしょうか。

そのポイントは、あえて不安定な姿勢をとることです。

こんなテストで、あなたのバランス力がわかる

実際のトレーニングに入る前に、あなたのバランス能力が衰えているかどうかをテストしてみましょう。

片足立ちテスト

①両手を広げ、立ちやすい肢位《しい》で、足（支持脚）を決めるために、左右それぞれで片足立ちします。

②支持脚が決まったら、足を床から浮かせ、片足立ちしていられる時間を計測します。

〈判定〉

50代の人は60秒以上、60代の人は30秒以上できない場合はバランス能力が衰えています。放っておくと、転倒のリスクがますます高まります。

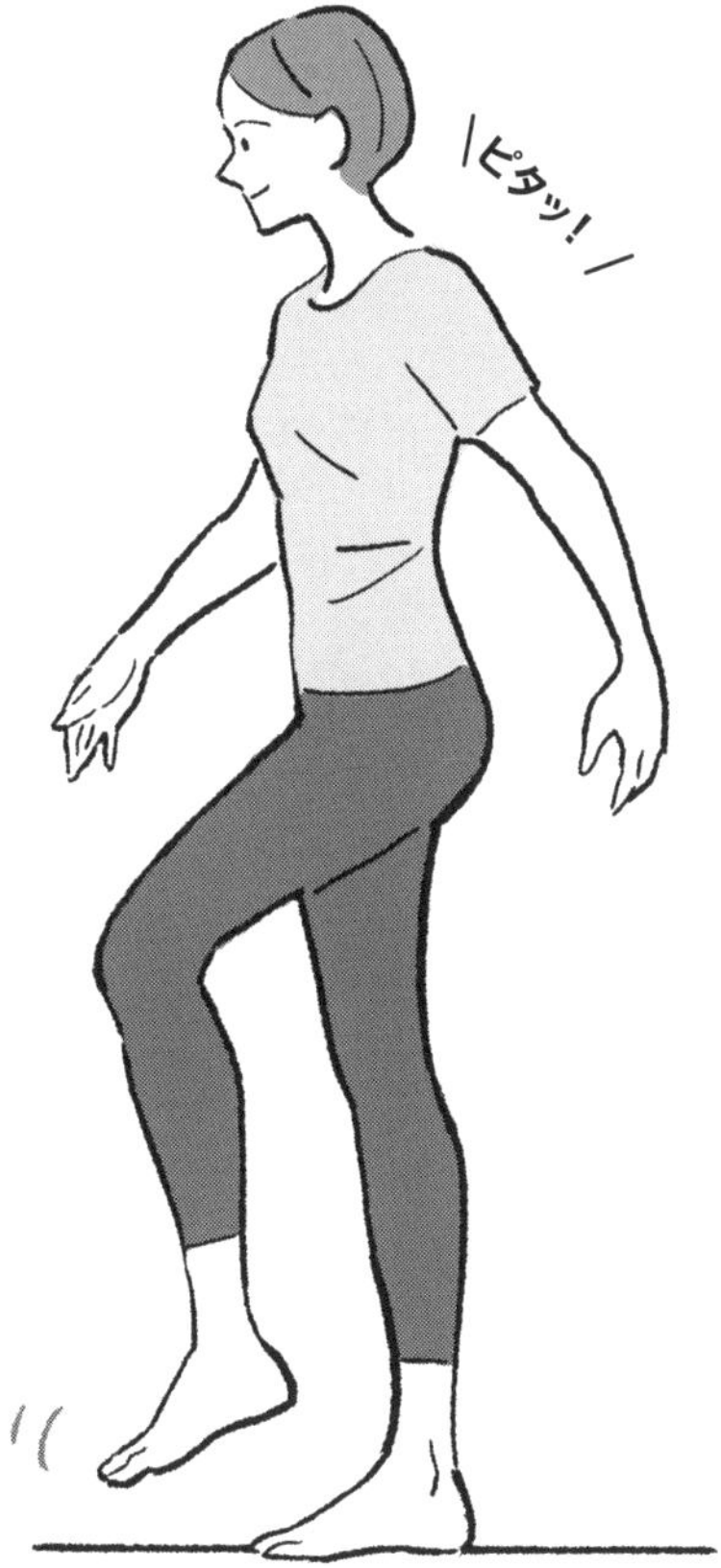

やりやすいほうの足を軽く
上げ、何秒上げられている
かをチェック。

バランス能力を高める簡単なトレーニングはいくつかありますが、ここでは「かかと上げバランス」を紹介しましょう。

かかと上げバランストレ

①背筋を伸ばしてまっすぐに立ちます。足は立ちやすい位置に広げます。

②はじめは両手を壁について、5~10秒間かかとを上げたままにします。かかとは少し浮かせる程度でOKです。

③壁につく手を、少しずつ「片手で」から「指2本で」、「指先だけで」などにして、最終的には手の支えなしでかかとを上げられるようにしてください。

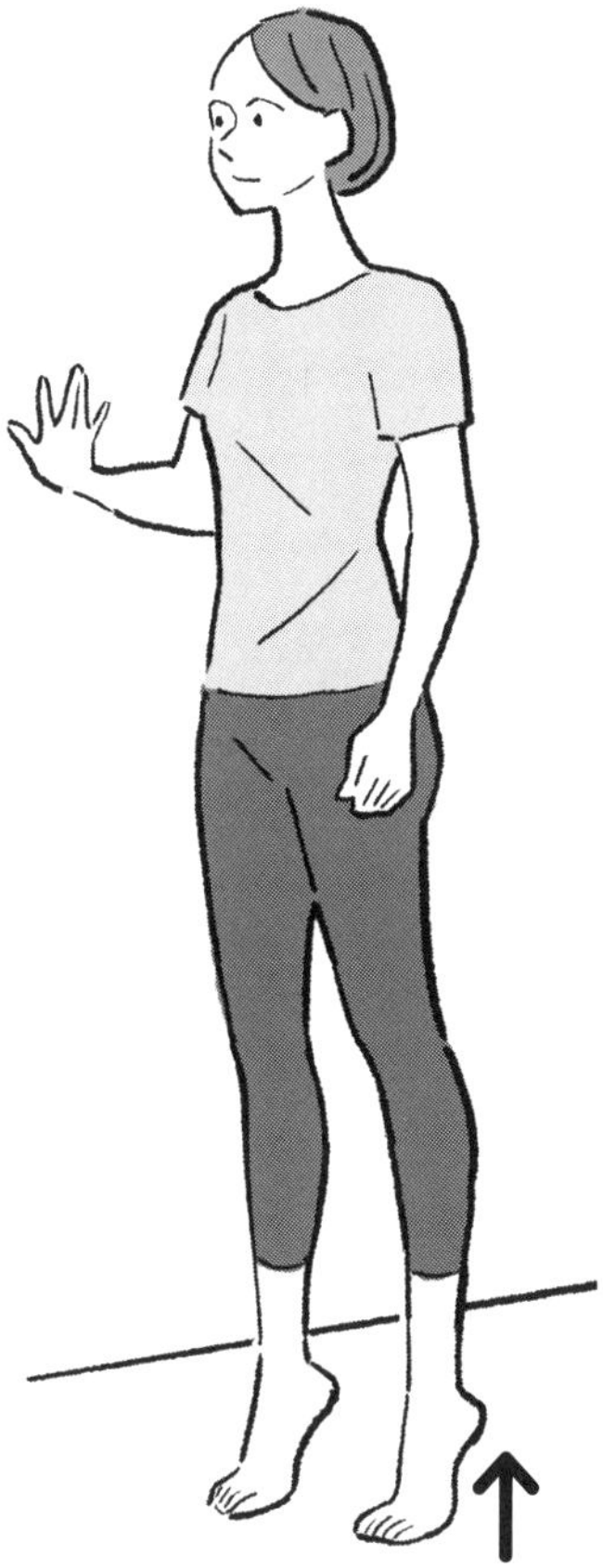

かかとを上げると、ふくらはぎ
の筋肉も鍛えられる。

立ち座りを見直して腰痛も予防

私たちは一日のうちに何度となく立ち上がったり、座ったりを繰り返しています。その際の理想的な姿勢をご紹介しましょう。

最初は、イスから立ち上がるときの姿勢です。イスの高さは一般的に40～42㎝程度のものが多いです。そこから立ち上がるときは、**体を前に倒してお尻を浮かせ、足に体重を乗せ、その状態で安定させながら、ひざも背筋も伸ばして立位になります。**この動きが安定して行えているうちは歩行も安定しているはずです。

次は、イスに座るときの姿勢です。座る動作を「着座動作」といいます。**前かがみになるように前傾させ、お尻はやや突き出すようにして重心を下げます。ひざをゆっくり曲げながらお尻を座面に着座させます。**

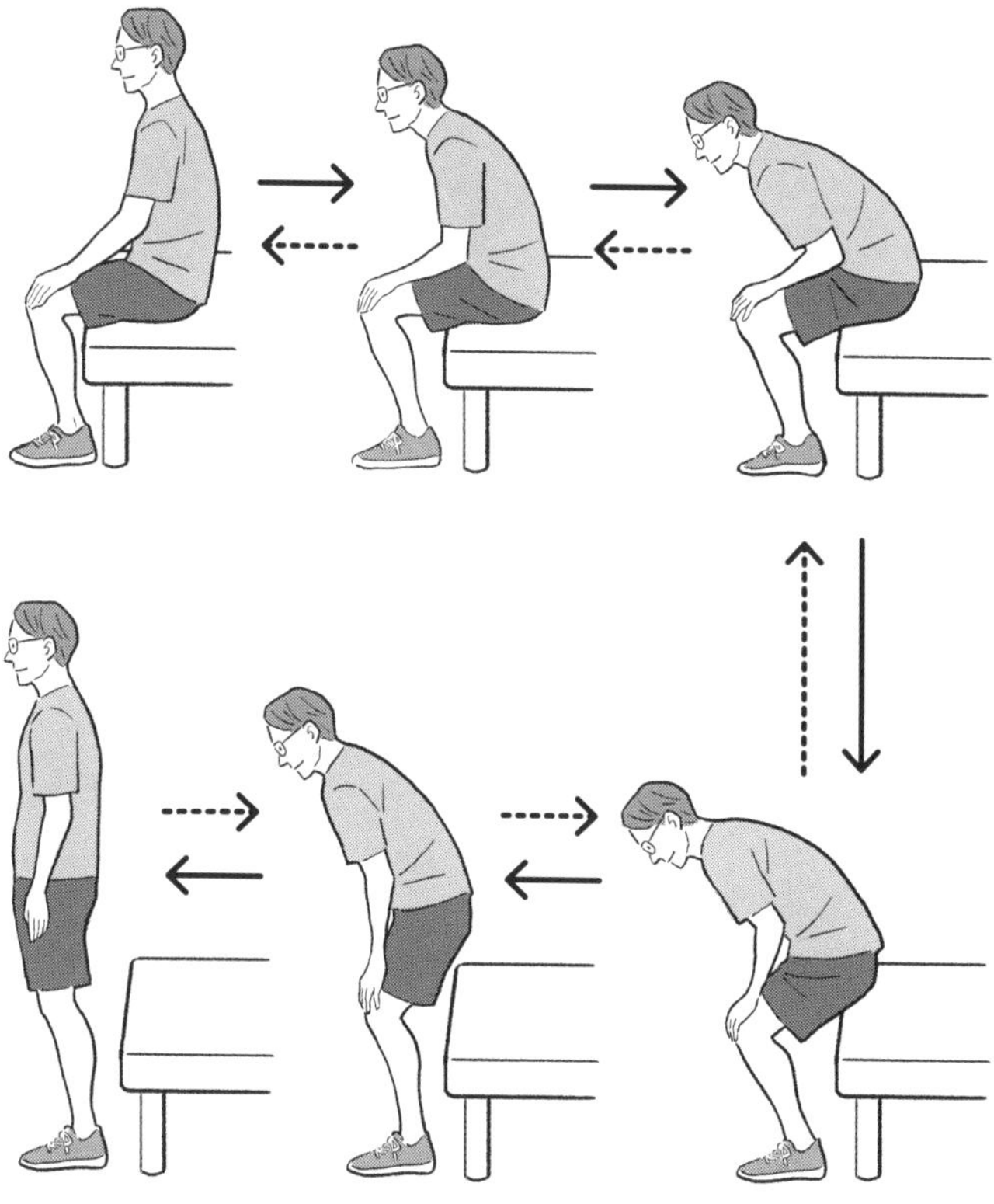

その際、一番負担がかかるのが、太もも前面にある大腿四頭筋《だいたいしとうきん》です。この筋が〝伸びながら縮む〟（専門用語では「遠心性収縮」という）のですが、この動きは、スクワットのような動きで、とても力が必要とされます。

加齢に伴い次第にこの筋力が落ちると、座るときに〝ドシン！〟とお尻が落ちてしまいます。この〝ドシン！〟の際に、腰などを痛めてしまう可能性もあります。

歩くことがもたらす効能は、驚くほど多種多彩

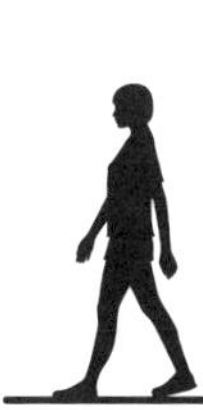

日本人の死因の中で脳卒中は、がん、心臓病、老衰に続いて第4位です。かつては1位でしたが、救急医療体制の充実や治療技術の向上により亡くなる患者さんは減ってきています。

しかし、脳卒中を起こす人自体が少なくなったわけではありません。加えて、**40〜64歳で介護が必要となる方の51・1%は脳卒中患者**というデータもあります。恐ろしい病気であることに変わりはないのです。

どの病気にもいえることですが、脳卒中にも発症させやすい危険因子というものがあります。

それは「修正できない危険因子」と「修正できる危険因子」に分けられます。前者には年齢（55歳以上で10歳ごとにリスクは2倍に）、性別（男性は女性よりハイリスク）、脳卒中の家族歴などがあります。後者には**高血圧、糖尿病、高脂血症、心房細動《しんぼうさいどう》などの心疾患、肥満、頸動脈狭窄《けいどうみゃくきょうさく》、喫煙、運動不足、過度の飲酒**などがあります。

「修正できない危険因子」は、言ってみれば運命みたいなものです。こちらはいかんともしがたいので、脳卒中にならないためには、「修正できる危険因子」をコントロールしていくことが重要になります。

実は、ここに挙げた「修正できる危険因子」すべてに有効な予防法があります。それが何だかわかりますか？

答えは「**運動**」。適切な運動です。**腋汗《わきあせ》をかく程度の強度でウォーキング（歩くこと）などの運動をするのが一番なのです。**そうすることで、血流も良くなり筋力もつきます。運動量を増やしていけば、持久力もつきます。

そのうえで、食生活などにも注意を払えば、体が健康になっていくのは容易に想像がつくでしょう。

ウォーキングが効くのは脳卒中ばかりではありません。認知症の予防でも大きな効果を発揮します。

アメリカのハーバード公衆衛生大学院がアメリカの高齢女性（70〜81歳）1万8766名を対象に行った調査によると、**ウォーキングを週に90分以上している人は、40分以下の人に比べて、認知機能の低下が明らかに少なかった**そうです。

実は、認知症の予防に効果があると医学的に認められている運動はウォーキングだけだそうです。

まずは、散歩に出よう

ではどの程度体を動かしたらいいのでしょう。

その際に参考になるのが「**METs**《メッツ》」(metabolic equivalent) という指標です。これは安静に座っている状態を1METsとして、人が行う各種活動がその何倍のエネルギーを消費するかを示したものです。

METsの数値を見れば、どんな運動がどれだけのエネルギーを消費するかがわかります。たとえば、ごく普通に歩くと3METs、かなり速く歩くと5METsの消費となります。次ページの表は、主な運動のMETsを示したものです。運動をする際の参考にしてください。

長く歩いている人は、健康で長生きしています。長く歩けることと生きることは同義といってもいいでしょう。

脳卒中になってしまうと、ほとんどの場合、手足に麻痺が出て、歩くのに難儀することになります。脳卒中で入院中の人は、「歩いてトイレに行けるようになると退院も近い」といわれています。

「歩く」「歩ける」というのが、健康にとっていかに大切かの一例でしょう。「三途

歩行能力の低下を防ぐには、3METs以上の運動が必要

メッツ	活動内容
3.0	犬の散歩、社交ダンス(ゆっくり)、ボウリング、フリスビー、ゴルフ(打ちっぱなし場)、サーフィン
3.5	散歩、歩行(階段を降りる)、自転車に乗る(レジャー=時速8.9km)、健康体操(背筋を使用した運動)、ゴルフ(パワーカートを使う)
3.8	健康体操(腕立て伏せ、腹筋運動、懸垂=ほどほどの労力)
4.0	歩行(通勤や通学、階段をゆっくり上る)、ソフトボール(練習)、バレーボール、川岸で歩きながらの釣り
4.5	テニス(ダブルス)、水中歩行(ほどほどの速さ)
4.8	水泳(背泳ぎ)
5.0	スクワット、バレエ(モダン、ジャズ)、シュノーケリング
5.3	水泳(平泳ぎ)
5.8	自転車に乗る(レジャー=時速15.1km)
6.0	ジョギングと歩行の組み合わせ(ジョギングは10分未満)、ランニング(時速6.4km)、ハイキング(クロスカントリー)、ボディービルディング、バスケットボール(試合以外)
6.8	自転車エルゴメーター(90-100ワット)、水中歩行(速い)
7.0	自転車に乗る(全般)、サッカー(形式ばらない)、スキー
8.0	自転車に乗る(レジャー=時速19.3-22.4km)、健康体操(腕立て伏せ、腹筋運動、懸垂=きつい労力)、テニス(シングルス)
8.3	歩行(時速8.0km)、水泳(クロール、普通の速さ)
10.0	水泳(クロール、速い)
11.0	ランニング(時速11.3km)
15.0	ランニング(階段を上がる)

出典:『改訂版 身体活動のメッツ(METs)表』(2011 Compendium of physical activities:A second update of codes and MET values. 作成/国立健康・栄養研究所)

の川は歩いて渡れ」という口の悪い人もいるくらいです。

高齢で元気な人はたいてい、若い頃からよく歩いています。元気だから歩いているのではありません。歩くから元気なのです。

1日1万歩は高ハードル。「ゆる散歩」でOK

「中之条研究」という有名な調査研究があります。これは群馬県中之条町で2000年以降継続的に実施されているもので、この地域に住む65歳以上の全住民を対象に、日常の運動状況や生活の自立度、睡眠時間などを調査・分析しています。

この調査研究から「どのような運動をどの程度行えばいいのか」ということもわかってきました。要約すると、「**1日2000歩歩くと、寝たきりが予防できる**」ということが判明したのです。

日本では1965年に「万歩メーター」という商品名の歩数計が発売されたことをきっかけに、「健康のためには1日1万歩歩く必要がある」といった説が流布しました。しかしこれは、商品名に引っ張られた風説で医学的根拠があるものではありません。現実には1万歩まで歩く必要はないのです。

また、東京都健康長寿医療センター研究所では、歩数別に予防ができる病気を挙げています(図表参照)。たとえば、**2000歩だと寝たきりを、7000歩だとがん、動脈硬化、骨粗鬆《こつそしょう》症などを予防できる**としています。

1年の1日平均の身体活動からわかる予防基準一覧

歩数	速歩きなど中強度の活動時間	予防できる病気
2000歩	0分	寝たきり
4000歩	5分	うつ病
5000歩	7.5分	要支援・要介護、認知症、心疾患、脳卒中
7000歩	15分	がん、動脈硬化、骨粗鬆症、骨折
7500歩	17.5分	筋減少症、体力の低下
8000歩	20分	高血圧、糖尿病、脂質異常症、メタボリックシンドローム(75歳以上)
9000歩	25分	高血圧(正常高値血圧)、高血糖
10000歩	30分	メタボリックシンドローム(75歳未満)
12000歩	40分	肥満

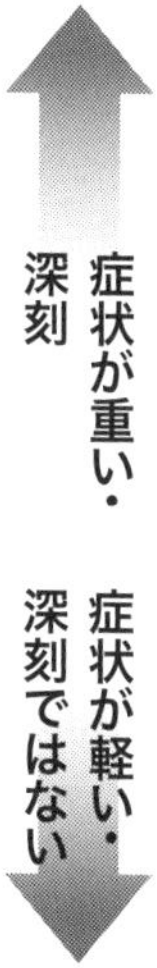

12000歩(うち中強度の活動が40分)以上の運動は、健康を害することも……

出典:東京都健康長寿医療センター研究所

「昨日よりも時間と距離を延ばそう」を合い言葉に

同じウォーキングでも、歩幅が広いか狭いか、歩くスピードが速いか遅いかで当然、運動量は変わってきます。

歩幅と歩く速度の組み合わせは、①歩幅は広く・速度も速い、②歩幅は広く・速度は遅い、③歩幅は狭く・速度は速い、④歩幅は狭く・速度も遅い、という4種類の歩行パターンがあります。

①のパターンだと、筋活動や心肺機能、心拍が高まります。逆に④ではその効果がゆるやかになります。

次ページの図にある「仕事量」とは消費されるエネルギーのことです。大雑把にいうと、②と③は同じ仕事量となります。これが物理学でいう「エネルギー保存の法則」です。

では、自分はどのパターンを選べばいいのか。

安全に少しだけ負荷をかけて歩くのが基本です。そのうえで、自分の目的に合ったものを選ぶのがいいと思います。慣れてきたら時間と距離を延ばしていきましょう。仕事量が上がっていきます。

いずれのパターンを選ぶにしても、ウォーキングを行うときには**時間、回数、スピード**、この3つに気を配りましょう。

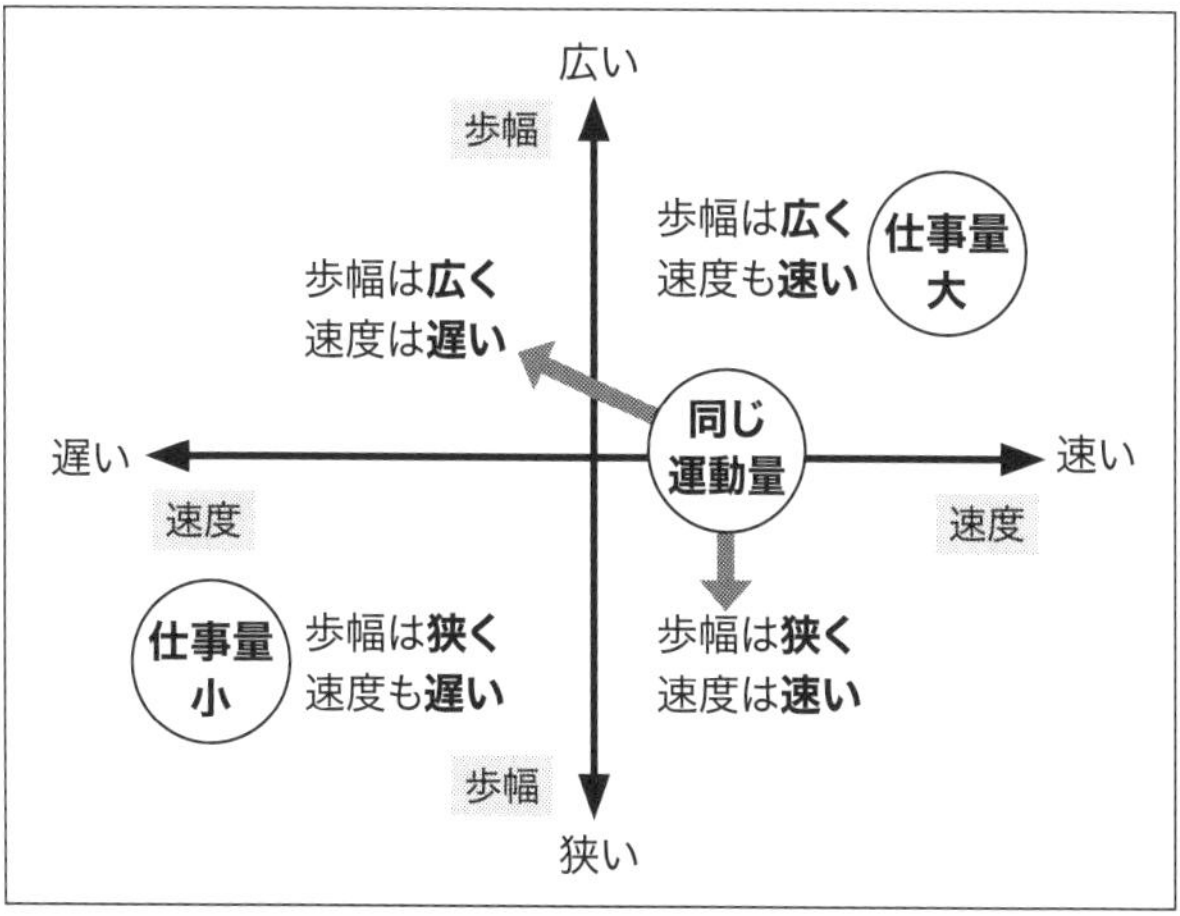

それぞれの〝正解〟をお伝えします。**時間は1回30～60分、回数は週に3～5回、スピードは早歩きで少し汗をかくくらいがベスト**でしょう。

理想的な型を覚えて、楽しく歩こう

56ページの図をご覧ください。これがいわゆる「標準的な歩行」です。見るからに美しい歩く姿（歩容）だと思いませんか。

「標準的な歩行」をするためには、以下の6つのポイントを押さえる必要があります。ひとつずつ説明していきましょう。

①視線はまっすぐ

上体を起こし、視線は下に落とさずまっすぐ遠くを見るようにする。

②肩の力を抜く

無駄に力まず、肩や腕の力を抜いてリラックスして歩く。

③ひじを曲げ、後ろに大きく腕を振る

ひじを後ろに引くことで体の回旋《かいせん》が誘発され、前に進む推進力になる。

④つま先で地面を押す

つま先で地面をしっかり蹴って押し出す。そうすることで前進する推進力が高まり、効率のいい歩行になる。

⑤かかとから接地する

踏み出した足はかかとから地面につく。これにより衝撃を吸収して、円滑に重心を前方に移動させる。

⑥歩幅を1㎝延ばす

歩幅を1㎝ほど広くとるイメージで足を振り出す。

この6つのポイントは、前に進むために非常に合理的に考えられた要素です。これらを意識するだけで、「標準的な歩行」ができるようになるでしょう。

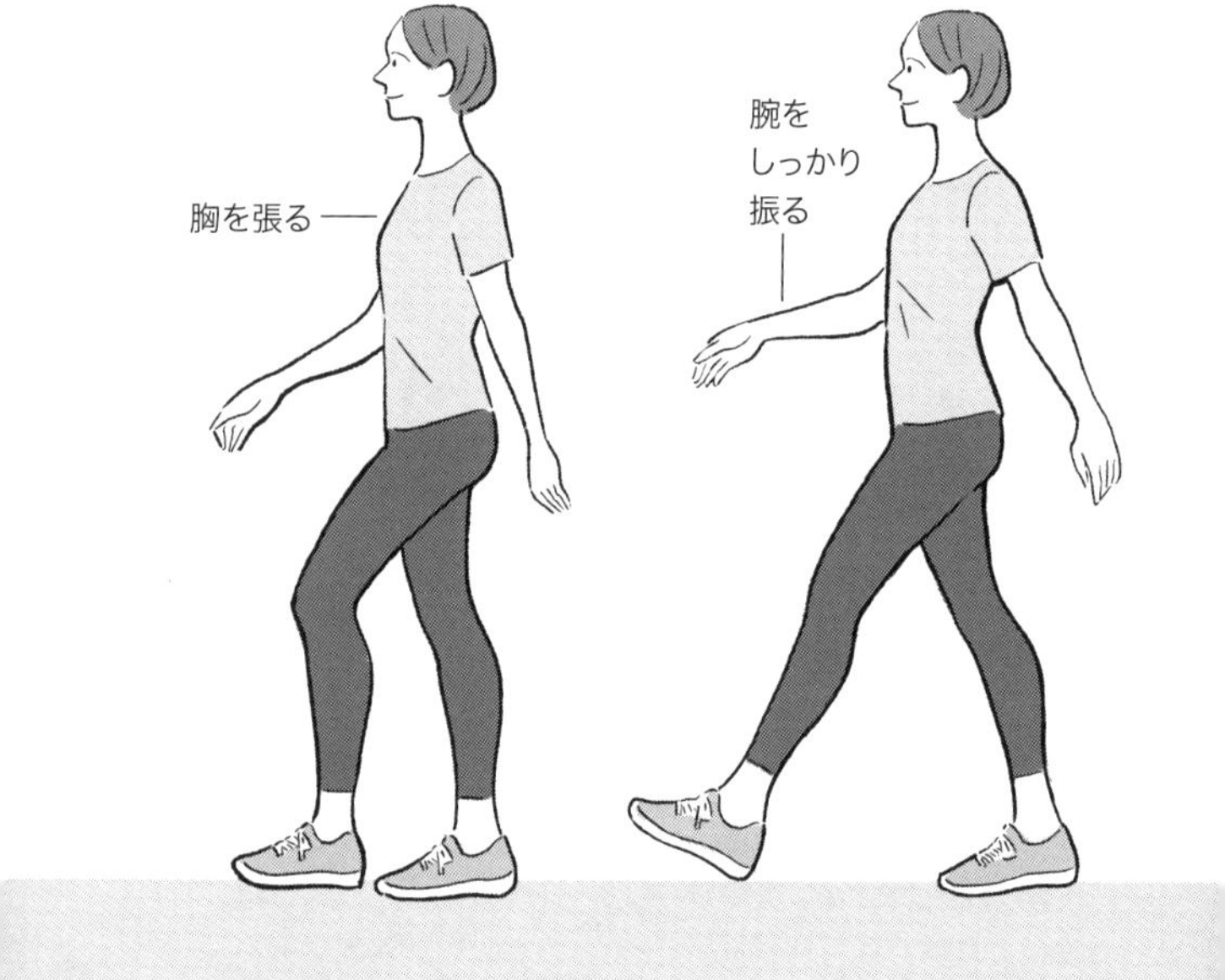
胸を張る
腕を
しっかり
振る

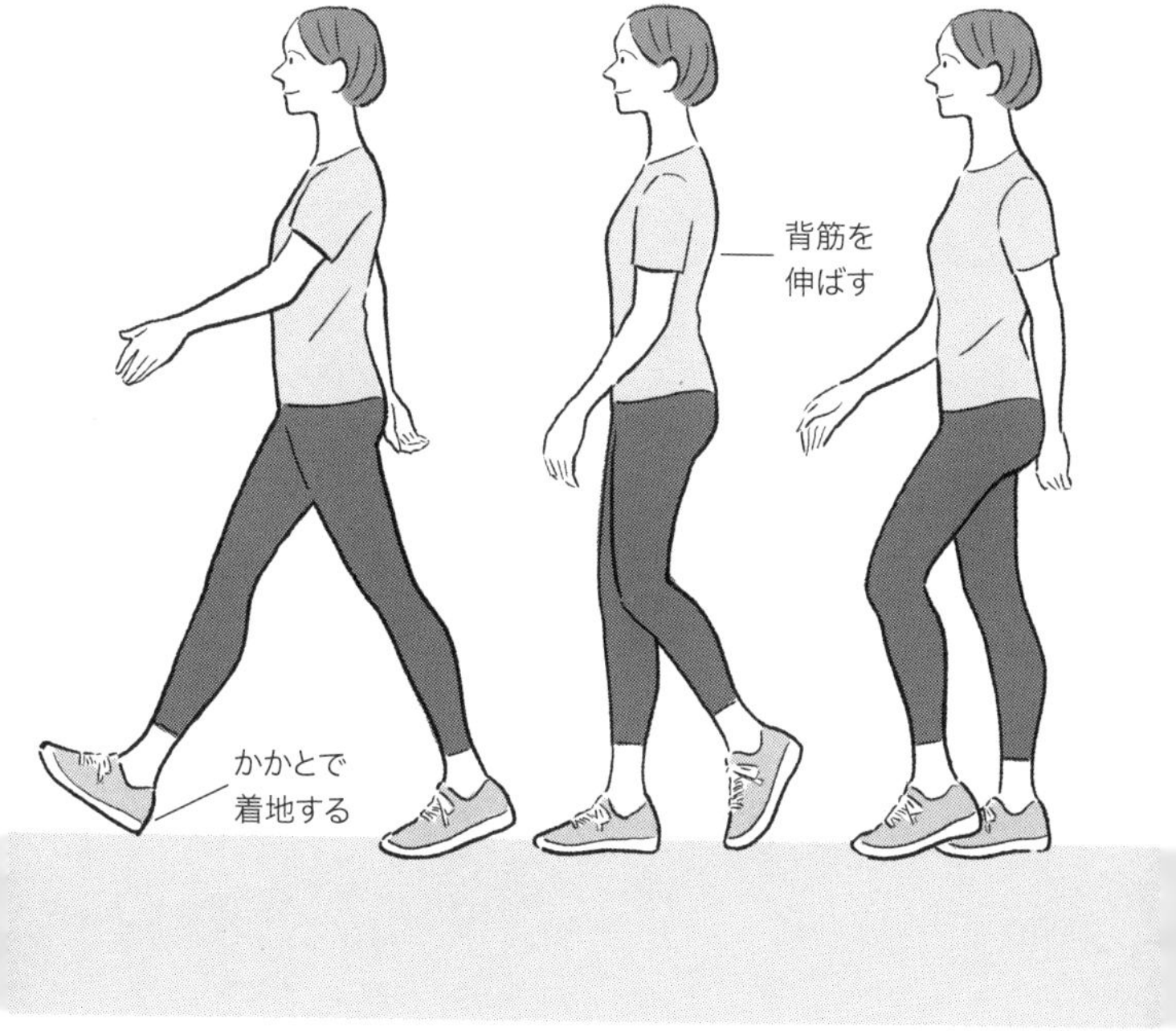
背筋を
伸ばす
かかとで
着地する

やってはいけない。これぞ最悪の歩行姿勢

しかし現実には、NGを出したくなる歩き方があふれています。

たとえば、スマホを見ながら歩いている人。いわゆる〝歩きスマホ〟ですね。**手に持ったスマホを操作しながらだと、腕を振ることができません。当然、歩幅も小さくなります。**そのうえ、うつむきかげんで歩くので、人にぶつかりやすいし、頭の重さが首や肩にかかるので猫背になりやすくなります。

上肢《じょうし》の振りと体の回旋が少ない歩き方もNGです。推進力を筋力に頼るため疲れやすく、不安定になりがちです。

上肢の振りが小さくなる要因は、日々の生活の中に多数あります。たとえば片方の手ばかりでモノを持って歩くこと、傘をさすこと、スマホを操作することなど。これらは左右の円滑な上肢の振りを妨げてしまいます。

また、ある程度年齢を重ねた方は、体力の低下に合わせるようにつま先の動き

や股関節の振り出しが少なくなり、歩幅も小さくなります。そのほうが疲れないからラクなのです。しかし、これでは「標準的な歩行」から離れていくばかりです。

このような歩き方を続けると当然、体のバランスが悪くなります。バランスが崩れた歩き方をすると、本来は体にいいはずのウォーキングが姿勢を悪くしたり、体を痛めてしまうことにつながりかねません。

先に挙げた6つのポイントを常に意識する習慣をつけてください。

自宅でも会社でも、効果絶大の「部屋トレ」

梅雨時や秋の長雨、台風などで外に出る機会がなかなかないときは、室内で**有酸素運動**を行いましょう。

有酸素運動とは、酸素の消費を継続して必要とする運動のことで、体の循環機能を高めます。バーベルを持ち上げるトレーニングのような無酸素運動も、筋力を高めるには重要ですが、長く動き続けて体じゅうに酸素をしっかり届けるために定期的に行ってほしいのはこの有酸素運動です。

具体的にはどうすればいいのでしょう。**室内をグルグル歩き回るだけでOKです。**

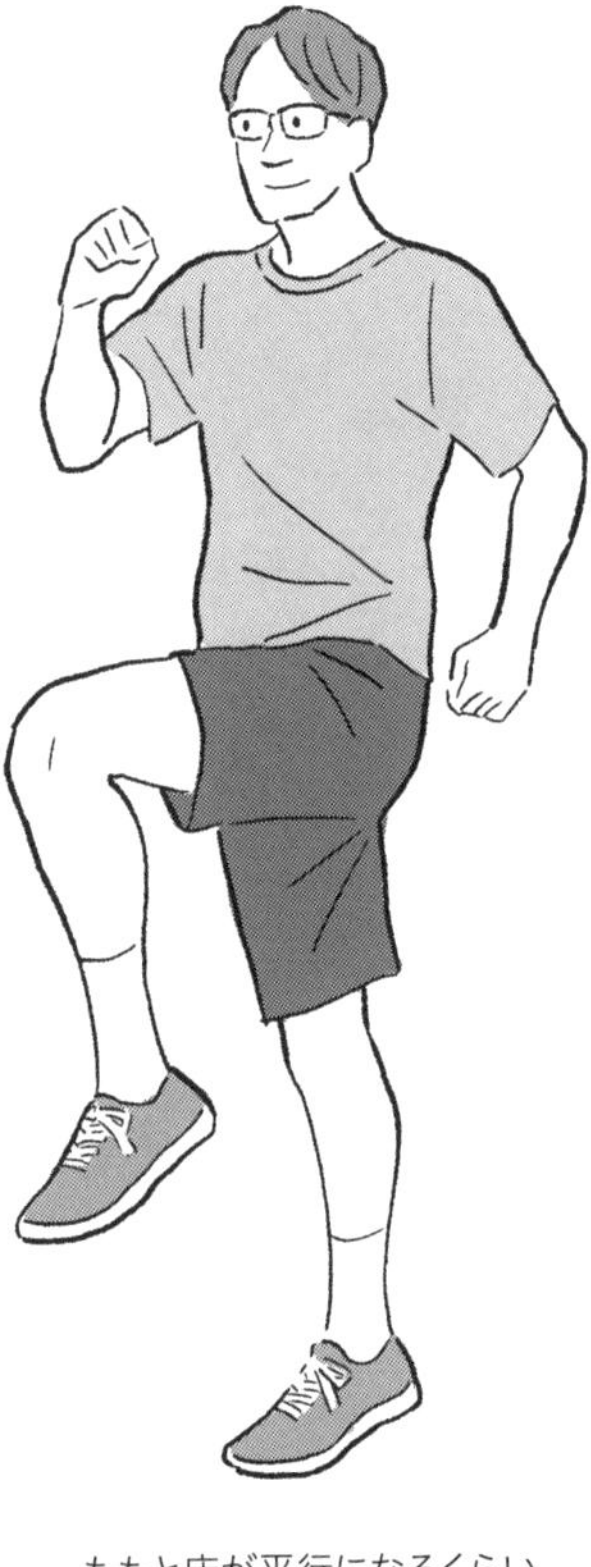

ももと床が平行になるくらい足を上げて、リズミカルにその場で足踏みを繰り返す。

この運動は、ステップ運動としてリハビリ医療でも行われています。景色も変わらないし、楽しそうではないと思うかもしれませんが、たとえばテレビを見ながら、音楽をかけながらでもＯＫなので、それなりに楽しめます。部屋が狭くて歩きにくいようなら、無理せず足踏みだけでも結構です。

たとえば**一日3〜4回に小分けして、計30〜40分**も行えば、５０００歩程度になり、一日の標準的な歩数とほぼ同等になります。

運動の前後には、かならずストレッチングを！

トレーニングの前にストレッチングをすることは非常に有効です。これは、リハビリテーションに関連する多くの学会で推奨されています。

そもそもストレッチとは物理的に「伸びる」という意味であり、運動として行う場合はストレッチングといいます。**筋肉に対して十分伸びる幅の最大値をインプットする役割があります。**

最大の収縮による筋力強化の効果を得るには、最大で動く可動範囲をしっかり伸ばすことが重要です。筋をしっかり収縮させるためにも、ストレッチングを行う必要があるのです。

ストレッチングには、**柔軟性を向上させたり、筋の過剰な緊張をとる作用、疲労の回復の促進、さらにケガの予防やリラックス効果がある**とされています。脳に、筋肉が円滑に動くことを確認させる意味もあります。

それをせずに行うと、筋肉が思うように動かないこともあれば、肉離れや炎症を起こすこともあります。また、運動後のストレッチングには過剰に働いた筋肉のクールダウンの効果もあります。

30代や40代でも、「頭ではできているつもりでも体がついてこない」といった現象は起こりがちです。50代や60代ではさらにそれが多くなるでしょう。張り切って子どもの運動会で走ったり、ボールに飛びついた際に肉離れを起こしたり、足がもつれてしまったといったこともよく耳にします。おろそかにすると事故につながるので、運動の前後にはぜひストレッチングを取り入れてください。

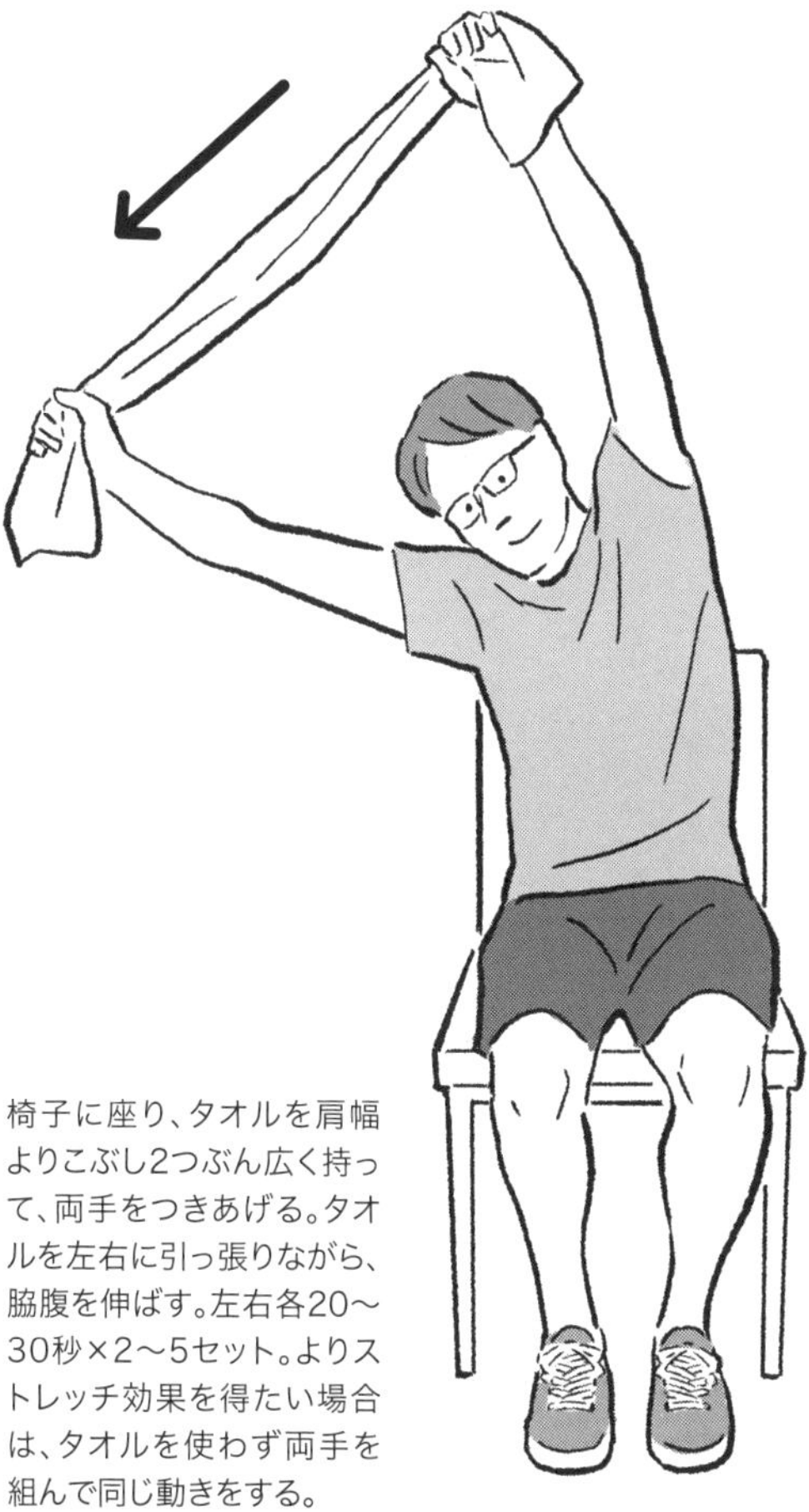

椅子に座り、タオルを肩幅よりこぶし2つぶん広く持って、両手をつきあげる。タオルを左右に引っ張りながら、脇腹を伸ばす。左右各20〜30秒×2〜5セット。よりストレッチ効果を得たい場合は、タオルを使わず両手を組んで同じ動きをする。

何事も「長く続ければ」劇的に変わる！

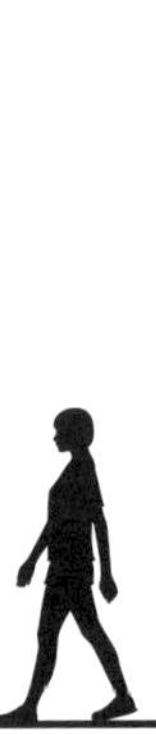

継続は何より大事な要素です。スポーツでも音楽でも、いきなり効果が出るということは極めて稀です。**練習、成功体験、修正を繰り返し、継続することで次第に作用が蓄積され変化が出てくる**のです。

この際、生活に落とし込んでみることをおすすめします。

ここでは、継続することで変化が見られた方のエピソードをお伝えしましょう。

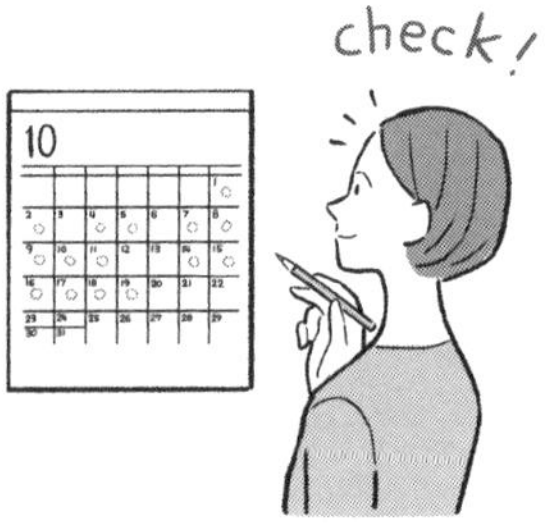

Aさん（60代・男性）

「あなた、ずいぶん姿勢が悪くなったわね」

　妻からそう言われたのは、仕事をやめてほとんどの時間を家で過ごすようになってから、ほどなくのことでした。

　そのときは姿勢が悪くなったという自覚はありませんでしたから、反射的に言い返しました。

「そんなことないだろ！」

「なに言ってるのよ。一日中家にこもってスマホばかりいじっていれば、姿勢だって悪くなるに決まっているじゃない。鏡に自分の姿を映してみなさいよ」

　妻は怒ったように言います。

　しかたなく洗面所の大きめの鏡に横向きで我が身を映してみると、自分でもびっくりするほど背中が丸くなっていました。

　これは早く手を打たないと大変なことになる……。そう思った私は、慈恵医大のリハビリ科を受診することにしました。

診察の結果、たしかに姿勢は悪くなっていましたが、幸いなことに骨には異常がないとのことで、通院の必要はなし。自宅でできる運動の指導を受けました。

その基本は、うつ伏せ寝でしばらく過ごす時間を必ず毎日つくること、うつ伏せ寝の状態で少しでも顔を持ち上げるようにする運動をすることです。

初診から5か月ほど経ちましたが、その間、毎日欠かさず運動を続けています。無理なくできる運動なのがありがたいですね。

今では妻からもほめられるくらいに背筋がピンと伸びています。

中山技師長のひと言

Aさんは、悪くなった姿勢を良くしたいと希望して当院を受診なさいました。

一見して姿勢が悪いことがわかりました。頭部が前に下がり、首や背中が丸まっていました。ただし、骨には異常がなく、また既存疾患もありません

でした。

そこで自宅でできる運動を指導することにしました。うつ伏せの姿勢でやること以外では、肩や体幹の回旋運動をする体操、そして鏡を見て正しい姿勢を確認すること、などを指導しています。

その後、意識して背筋を伸ばして立つようにしているからでしょう、今では背骨の曲がり具合は正常範囲内に収まるほどに回復しています。

Bさん（60代・女性）

股関節の痛みがあったので整形外科を受診したところ、金属製の関節を入れる人工股関節全置換術という手術をすることになりました。

手術後は順調に回復し、2週間後には退院となりました。といってもその時点では、歩行器のお世話にならなければ歩けませんでした。それに、ときどきですけど痛みもありました。だからでしょうか、退院するときに、家で毎日できるリハビリの指導を受けました。

家では最初、杖が2本なければ歩けませんでした。2本の杖を使って室内をゆっくり歩くことから始めました。

それが退院後3か月後には一本杖で歩けるようになり、その2か月後には、杖なしで外にも出られるようになりました。外で久しぶりに友だちに会えたときはとてもうれしかったです。

とはいえ、すべてが順調に回復したわけではありません。消えたと思った痛みがまた表れたりなんてことがしょっちゅうありました。そんなときはトレーニングをするのも面倒くさくなり、さぼってしまおうかなと思いましたが、「そんなことをしたらまた元に戻ってしまう、外で友だちに会えなくなってしまう」と自分に言い聞かせ、怠けずにがんばりました。

それは今でも変わりません。杖のある生活には戻りたくない、友だちにも毎日でも会いたいとの思いで、中山先生に教わった家でできるトレーニングを続けています。

中山技師長のひと言

Bさんが受けた人工股関節全置換術という手術は、変形性股関節症や関節リウマチなどで股関節が損傷してしまった人が受けるものです。手術では傷んでいる股関節を取り除き、人工の関節に置換します。関節の痛みの原因となるものをすべて取り除くので、手術後は痛みのない関節で安定した歩行ができるようになります。

Bさんは手術後、飛躍的な回復を見せ、1週で歩行器を使えば歩けるようになり、その後、ゆるやかではありますが活動性も向上し、2週と数日で退院することができました。

ただし、退院時には傾斜のある床などで転倒するのではないかという恐怖心があり、また痛みをときどき感じていたので、退院後に自宅でできるトレーニングをリハビリとして毎日行うように指導しました。

退院後はゆるやかに改善していくのが一般的です。Bさんもその例にもれず、時間はかかりましたが、順調に回復していきました。

そこには自宅でのトレーニングが寄与している部分も大きいのではないか、と少なからず自負しています。

Cさん（70代・女性）

私は今から4年前に両股関節の人工関節置換術を受けました。手術自体はうまくいき、予後も順調でしたが、その後、腎機能障害で人工透析を受けることになりました。

人工股関節全置換術の手術後は、自宅でできる簡単なトレーニングを教えてもらい、それなりにがんばってきましたが、人工透析をすると決まった頃は、ちょっと動いただけでだるくなってしまい、自然と運動する習慣もなくなっていきました。

人工透析は一日おきに病院に通って3〜4時間受けなければなりません。

これがしんどかったですね。通院だけでクタクタになってしまい、もう運動どころではありませんでした。

どうしてこんなになってしまったのだろう……。自分を責めるようになり、次第に自信をなくし、ふさぎ込むことが多くなりました。

そんな折、息子から、年末に孫を含めた家族で沖縄に行く計画があることを打ち明けられました。

「お母さんも、しっかり歩けるようになって、一緒に行こうよ」

そう言われた瞬間、目標ができました。みんなに迷惑をかけないように一生懸命リハビリしなければ……。退院時に指導を受けたトレーニングを再び始めることにしました。

しばらく遠ざかっていたので、最初は家の中で歩く時間を増やすことから始めました。その後、徐々に足上げや片足立ちを追加していきました。

そうして2か月くらい経ったときのこと。人工透析の送迎バスに楽々乗れたことにびっくりしました。これまではたった3段くらいのステップを上るのが大変だったのに……。

やればできる！　やれば効果がある！　私はうれしくなりました。すると、気持ちもどんどん前向きになり、それまでユウウツでしかたがなかった人工透析の日に、往復のバスで運転手さんとの会話を楽しむようになったり、あまり楽しくないと感じていた病院で寝ている時間も、看護師さんに自分から声をかけるようになりました。

おかげさまで沖縄への家族旅行も無事に行くことができました。

中山技師長のひと言

Cさんは両股関節の人工関節置換術の手術を受けられました。予後は順調でしたが、その後、腎機能障害で人工透析をすることになりました。

その道中でCさんは、体力的にすっかり自信をなくし、あまり運動しなくなったようです。息子さんによると、退院時に指導した自宅でできるトレーニングにも興味を示さなくなったとのことです。

それが息子さんから沖縄への家族旅行に誘われたことから、またがんばるようになりました。

沖縄に行くことを目標に家トレを少しずつ実践。初めは自宅の中で歩く時間を増やすことから始めました。そして足上げや片足立ちなどを追加していきました。

Cさんも、「継続は力なり」を実感させてくれるひとりです。

Dさん（50代・男性）

私の五十肩の痛みは時間とともに強烈なものになっていきました。

慈恵医大のリハビリ科でお世話になる前に、別の病院を受診しました。そこでは体操や自主トレーニングの指導を受けましたが、担当医に「五十肩はほうっておいても治りますよ」といわれたので、仕事の忙しさにかまけてトレーニングもほとんどしませんでした。

私の仕事はデスクワークがメインで、特に多かったのはパソコンを使っての書類作成などの仕事です。気がついたときには右肩が上がらなくなっていました。腕を持ち上げようとすると、肩に激しい痛みが走りました。次第に動かすことに恐怖を覚え、しかし動かさないでいると痛みがますます増しました。

どうにも我慢できなくなって、慈恵医大のリハビリ科を訪ねた次第です。

コツコツと自宅でトレーニングに励み、仕事場には、先生のアドバイスにしたがって右の手を載せる台を設置し、できるだけ肩を休めるようにしていたので、徐々に痛みは減っていきました。

中山技師長のひと言

Dさんが当院にいらしたとき、五十肩はかなり悪化していました。ほんの少し腕を持ち上げるだけで激しい痛みが走るので、動かすことに恐怖を覚えたといいます。

そこで2つのことをアドバイスしました。

ひとつは家でトレーニングを毎日行うことです。寝た姿勢で両手を組み、頭の上までゆっくり持ち上げる肩関節の運動をするように指導しました。

もうひとつは、日常的にできるだけ肩を休ませるようにするというアドバイスです。仕事中も肩を安静にするため、右の手を載せる台を設置して環境調整するよう指導しました。

Dさんは私たちのアドバイスどおり、職場には右の手を載せる台を設置し、3か月ほど自宅でトレーニングを行ったことで、肩もだいぶ上がるようになりました。痛みもかなり消失し、動かすことが怖くなくなったといいます。

そう報告するDさんには笑顔がありました。

Dさんは、仕事中にひじをつくラクな姿勢をとることで、肩を持ち上げる筋肉の負荷が減り、筋の炎症が軽減。そして、肩の運動をゆっくりと繰り返すことで次第に改善できたのです。

Eさん（40代・女性）

きっかけは家の中で転倒したことでした。

私は半年ほど前にがんの手術を受け、退院したあとも定期検診を受けていました。手術は成功したのですが、再発の恐怖などもあってか、発病前と同じように外で人と会ったりすることもなくなり、自然と家にこもりがちになりました。

何度目かの定期検診の際、そのことを話すと、担当医から運動するようにいわれ、自宅でできるトレーニングのメニューをつくってもらいました。

でも、体を動かす気にはなれず、真剣には取り組みませんでした。

そんなある日、家の中で転倒してしまいました。幸い大事には至りませんでしたが、40代の自分が転倒したのはショックでした。足腰が相当弱っているのだな……。危機感を持った私はトレーニングに励むようになりました。

毎日実践するうちに少しずつ体力が戻るのが実感できました。1か月もすると、また転倒するのではないかという恐怖感も消え、次第に近所のコンビニエンスストアに出かけたり、友だちを家に招いたりすることもできるようになりました。

今ではすっかり習慣化して、日常生活のひとこまとして自宅でのトレーニングは欠くことができないものになっています。

中山技師長のひと言

Eさんはがんの治療後、自宅に帰られましたが、以前よりも活動量も減り、家に閉じこもりがちになっていました。退院後の定期診察で担当医師より運動を提案されたとのことで、家でできるトレーニングのメニューを作成しました。

その内容は、ベッド上でのブリッジ運動や腹筋運動、立ち上がり運動や足踏み、万歩計を使用して一定の歩数を目標に歩くなど、活動性を高めるためのものでした。

最初はあまり気が進まないご様子でしたが、転倒してからは一生懸命取り組んでおられるようです。一度習慣化すると、今度はやらないと気になってしょうがなくなるのも運動の特性です。

Eさんのケースは、一度壁を越えると継続できるといういい例でもあります。この壁をあまり高すぎないようにするのもポイントのひとつです。

第2章

バランス力があれば疲れない、転倒しない

関節の可動域を広げる

関節をスムーズに動かせると、日常動作がラクになる

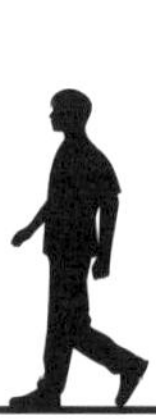

「最後まで自力で歩ける体」の最大の利点は何でしょうか。食べること、寝ること、移動することなどを誰の力も借りずにできることではないでしょうか。要するに、何歳になっても勝手気まま、好きなように過ごせるということです。これなくして幸せを感じることは難しいでしょう。**「最後まで自力で歩ける体」は、人生の幸せに直結しているのです。**

高齢になってからは、正しく歩くことが意外と難しいと実感するでしょう。体力的にも落ち、〝正解の姿勢〟をとることにも難儀するようになるからです。その先には寝たきりなど「自力で歩けない」生活が待っているかもしれません。

そうならないためには、**50代前半あたりまでに正しく歩く習慣を身につけ、そ**

れを完全に自分のものにすることが必要だと思います。

知っているようで知らない「関節可動域」

スポーツや医療の領域でいう「ストレッチング」とは、筋《きん》を良好な状態にするために伸ばすことを意味します。

そして、その**筋の伸張や関節のつくりによって、関節を最大に動かせる幅が決まります。**これを関節可動域（ＲＯＭ）といいます。

関節の動き方には屈曲《くっきょく》・伸展《しんてん》、内転《ないてん》・外転《がいてん》などがあります。これらには当然、自然で健康な状態で動ける範囲があります。ＲＯＭは角度で示され、たとえば肩関節屈曲（前方挙上《きょじょう》）なら最大１８０度とされています。これは、腕を耳にくっつけて手の先が天井に向けしっかり伸びるくらいの角度です。

ところが、誰もが最大の関節可動域を示せるものではありません。加齢や病歴、体調などでその角度は減少していきます。

この数値は日本リハビリテーション医学会と日本整形外科学会が定めている「関節可動域表示ならびに測定法」として示されています。気になる方は以下のURL（https://www.jarm.or.jp/member/kadou03.html）でご覧になることができます。

ここで注意したいのは、**私たちが日常的に立ったり、座ったり、歩いたりするときの手足の角度は、必ずしも最大ではない**ということです。気がつかないまま年齢とともに可動域が狭くなっているというのはよくあることです。

試しに、図のように肩関節の屈曲をやってみましょう。

いかがですか？　**背筋がしっかり伸びて首も曲がらず、手が天井に向けて伸びていれば大丈夫**です。もしそこまで伸ばせていない、ということであれば、肩関節の可動域の狭小が進んでいる可能性があります。

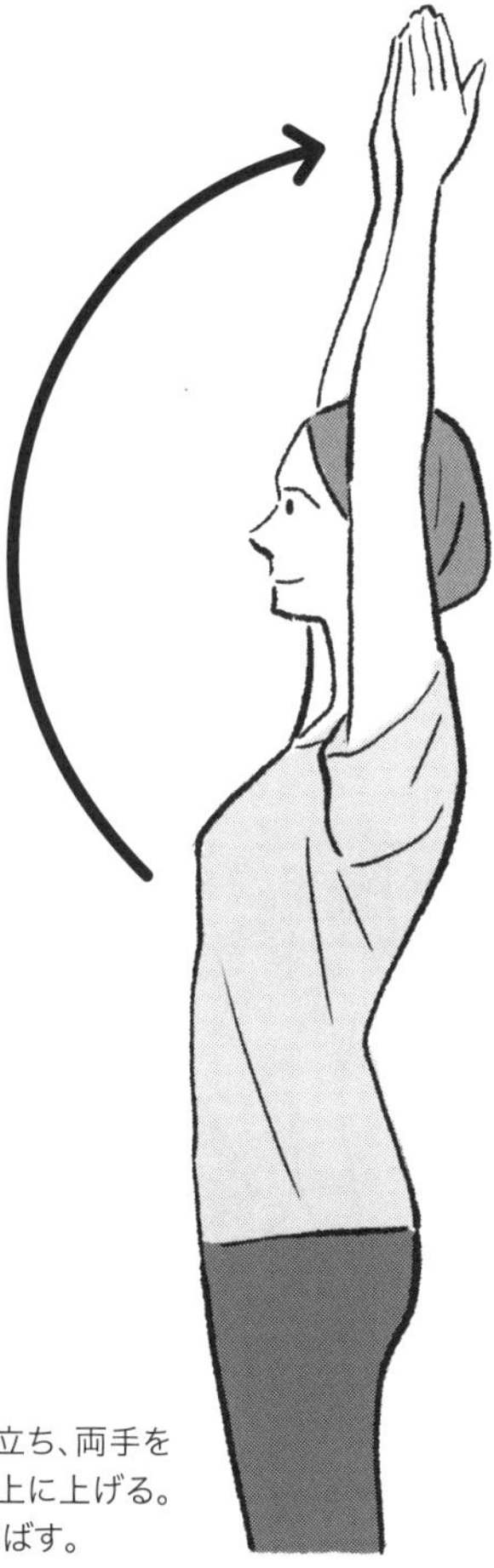

まっすぐ立ち、両手を
まっすぐ上に上げる。
指先は伸ばす。

日常生活では常に最大の関節可動域を使っているとは限りませんが、だからこそ、最大の幅を動かせるようにしっかりストレッチングして伸ばす必要があるのです。

ちなみに**股関節の屈曲の関節可動域は最大で125度**です。この角度まで広げられないと、下に落ちているものを、ひざを曲げてしっかりつかむことができなくなります。

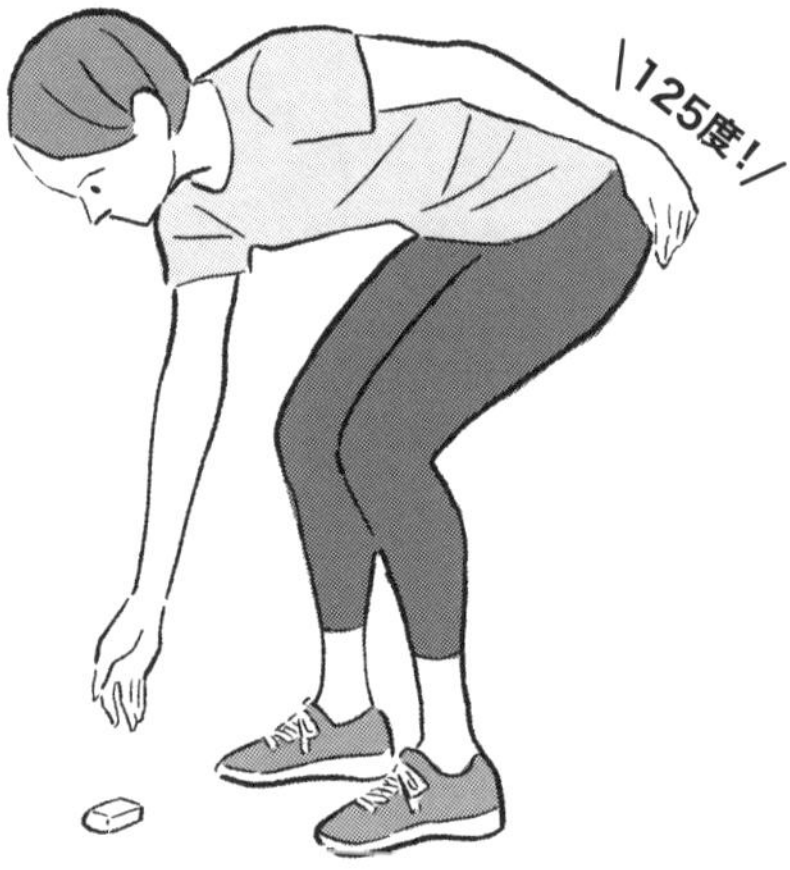

柔軟性と安定性があれば、ピンピン元気

柔軟性とは、国語辞典的には体や心がやわらかいことを意味しますが、医療的には、関節を動かせる範囲が最大の関節可動域に近ければ近いほど、「柔軟性がある」ということになります。

時に最大の関節可動域を超えて動かせる方もいますが、大事なのはご自身の現状を知ること、つまり自分の可動域がどのくらいかを理解しておくことです。そして、日々**ラジオ体操のように大方の関節の動きを含む体操をすることを通して柔軟性を広げるようにする**ことです。

また、安定的な歩行のためにはバランスが重要になります。「安定性」とは、医療的には立っているときにグラグラしないことを指します。**片足立ちでしばらく立っていられる能力を維持できることが望ましい**といえます。

私が入院患者さんのリハビリでいつも感じるのは、多くの方が片方の足で立とうとしても数秒しか立てないということです。体調が良くないときはバランスも悪くなるということでしょう。

まずは自分の状態を知るために、転ばないように注意しながら、片方の足だけで立っていられる時間を計測してみてください。

50代なら1分間、70代から80代でも30秒以上は立っていられるというデータがあります。歩くという動作は、片足ずつを交互に支える時間で成り立っています。

当然、片足で立てる能力が、歩くことの安定性につながります。

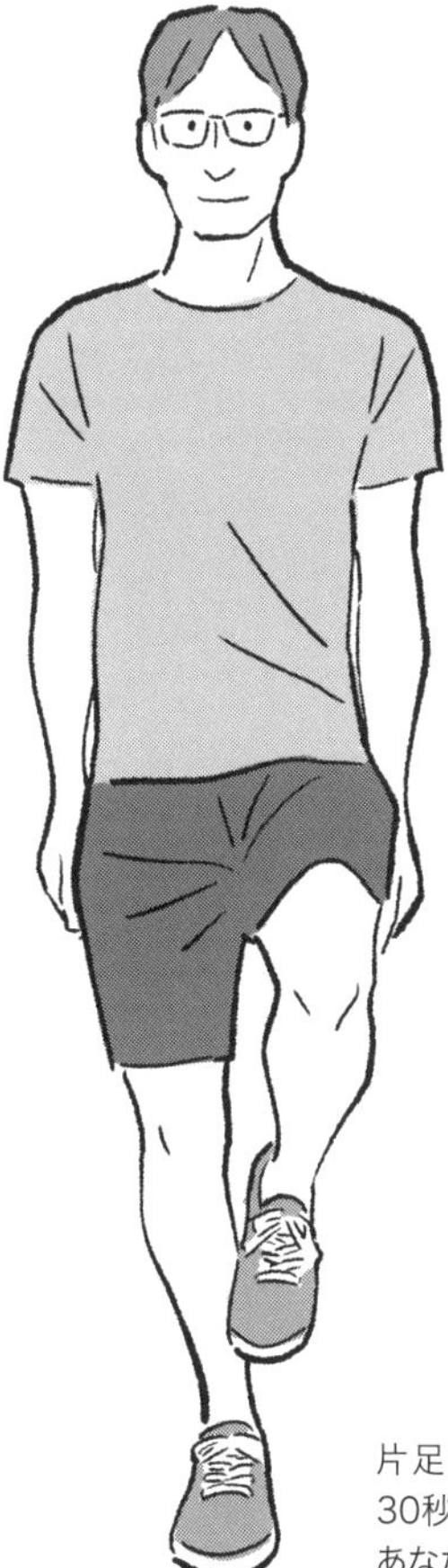

片足をゆっくり上げて
30秒以上キープ。
あなたはできますか?

こんな〝動き〟ちゃんとできていますか？

関節がどのくらい動くか、ご自身でも簡単にチェックができます。ここで紹介するチェック法はそのままストレッチングになるので、確認の意味も含めて定期的に行ってみてください。

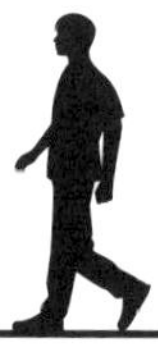

Check 1 肩の関節

肩は手を上にあげる動き（肩屈曲）が180度です。肩の回旋可動域は一般的に結帯《けったい》動作（着物の帯を後ろで結ぶ動作）・結髪《けっぱつ》動作（髪を後ろで結ぶ動作）で確認します。

結帯動作で腰に触れて胸が張れれば肩の内旋《ないせん》は良好、結髪動作で後頭部を両手で触れて胸が張れれば肩の外旋《がいせん》は良好です。五十肩や四十肩だとこの動作が難しくなります。

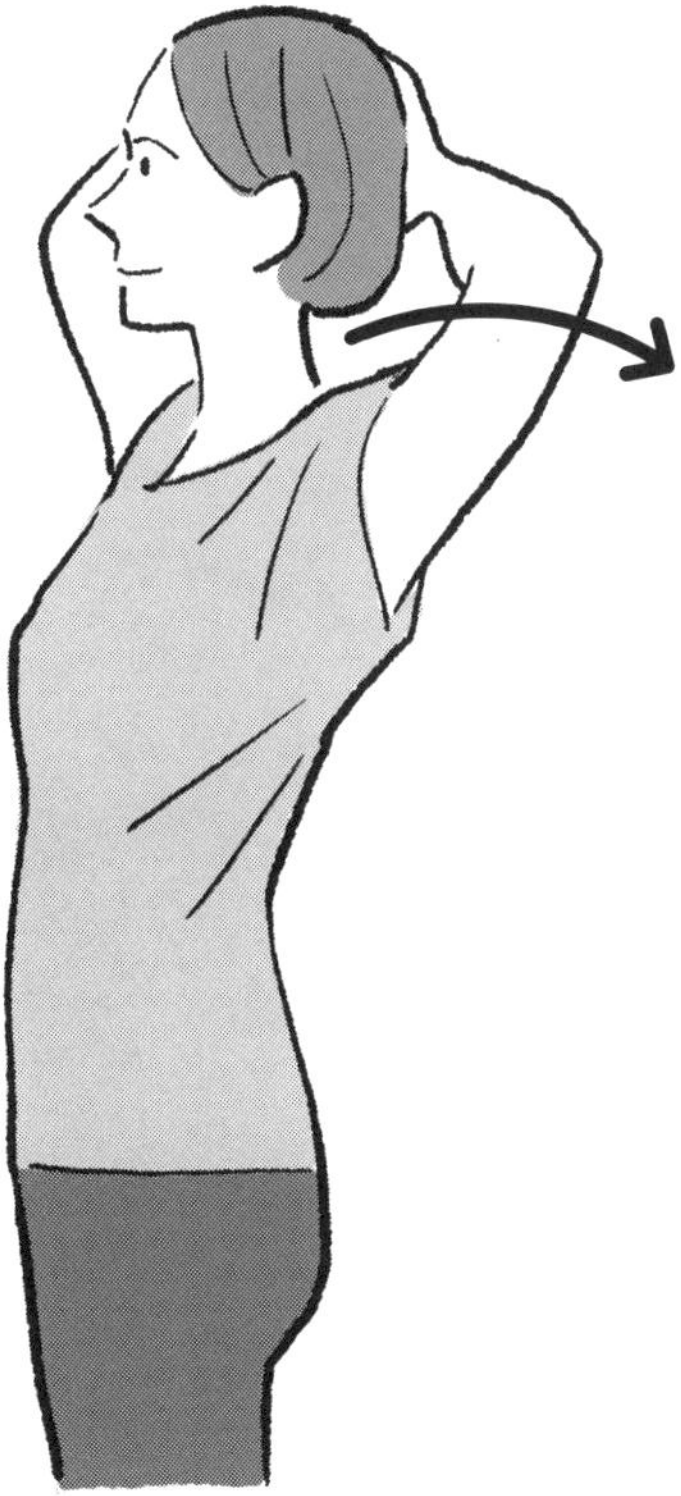

Check 2 脊柱《せきちゅう》

脊柱の前屈の可動性は、立った姿勢で体を前に倒すことで確認できます。立位体前屈という体力テストがあったのを覚えているでしょうか。ひざを伸ばしたまま手を床につける検査です。床に手がつかなくても気にする必要はありません。足首をつかめるくらいで十分です。

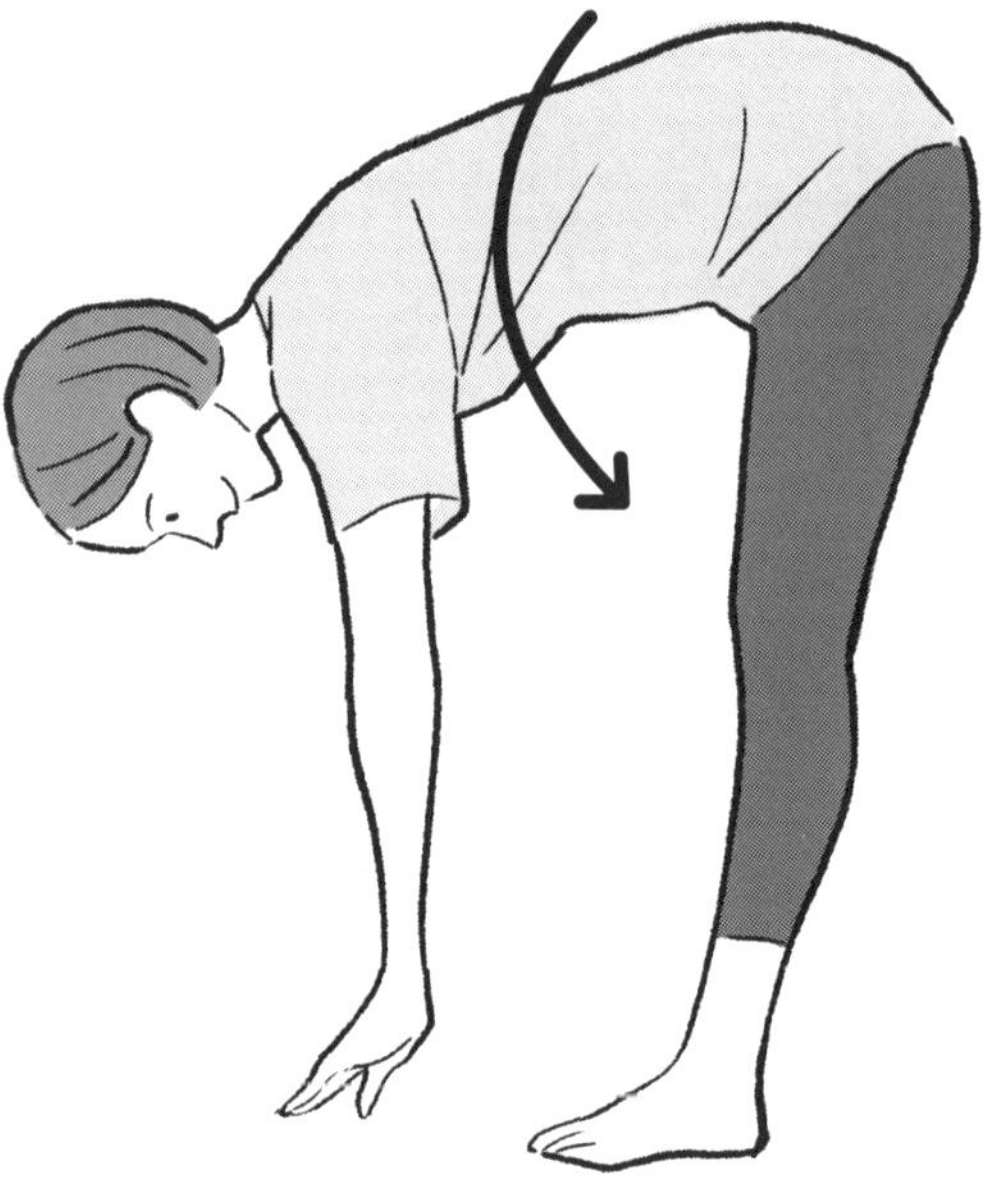

一方、脊柱の後屈《こうくつ》（後ろに反り返る）の可動性は天井を見るようにして後ろに反り返ることでチェックできます。後ろにある壁掛け時計が見えるくらい反り返ることができれば大丈夫です。バランスが不安定になる場合もあるので、手すりなどを使って行ってください。

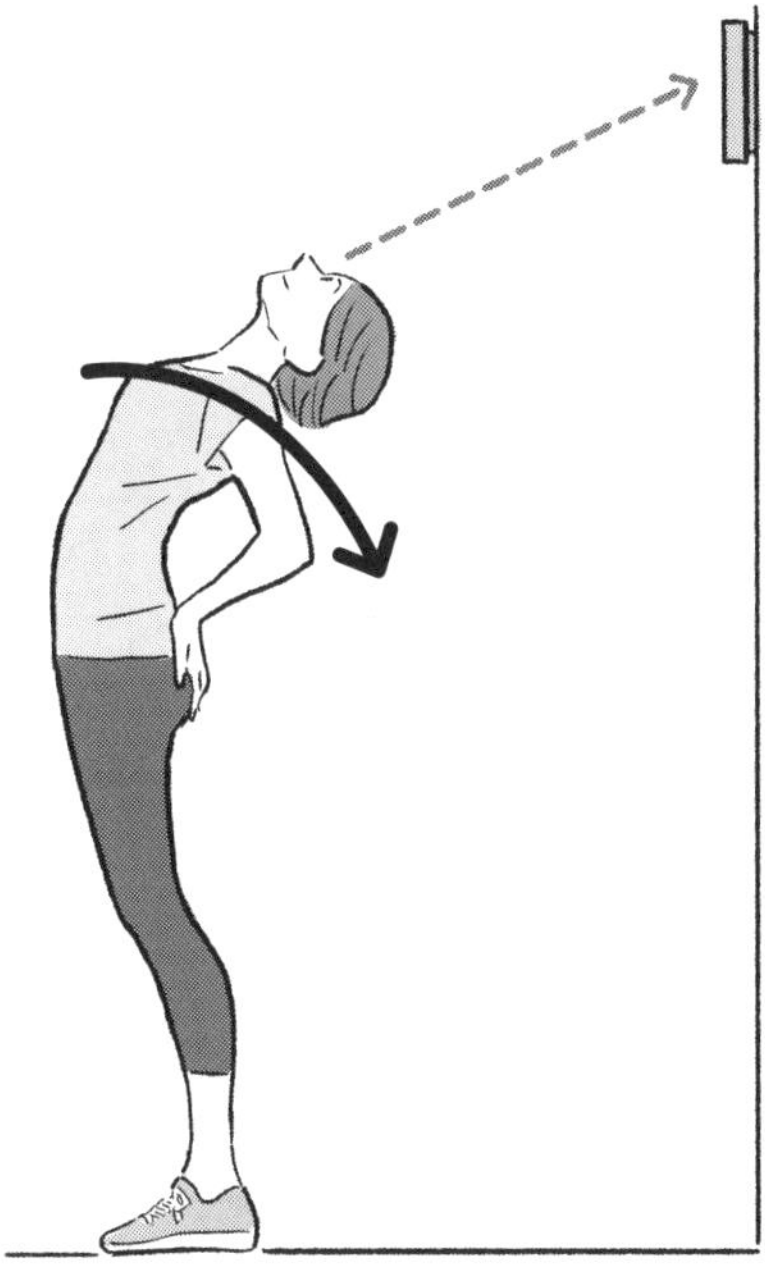

脊柱の回旋角度のチェックも重要です。立った姿勢で骨盤帯を少し前傾させ、出っ尻《ちり》のような姿勢をとります。ここから体を左右にそれぞれねじります。胸がしっかり横を向くことができれば問題ありません。

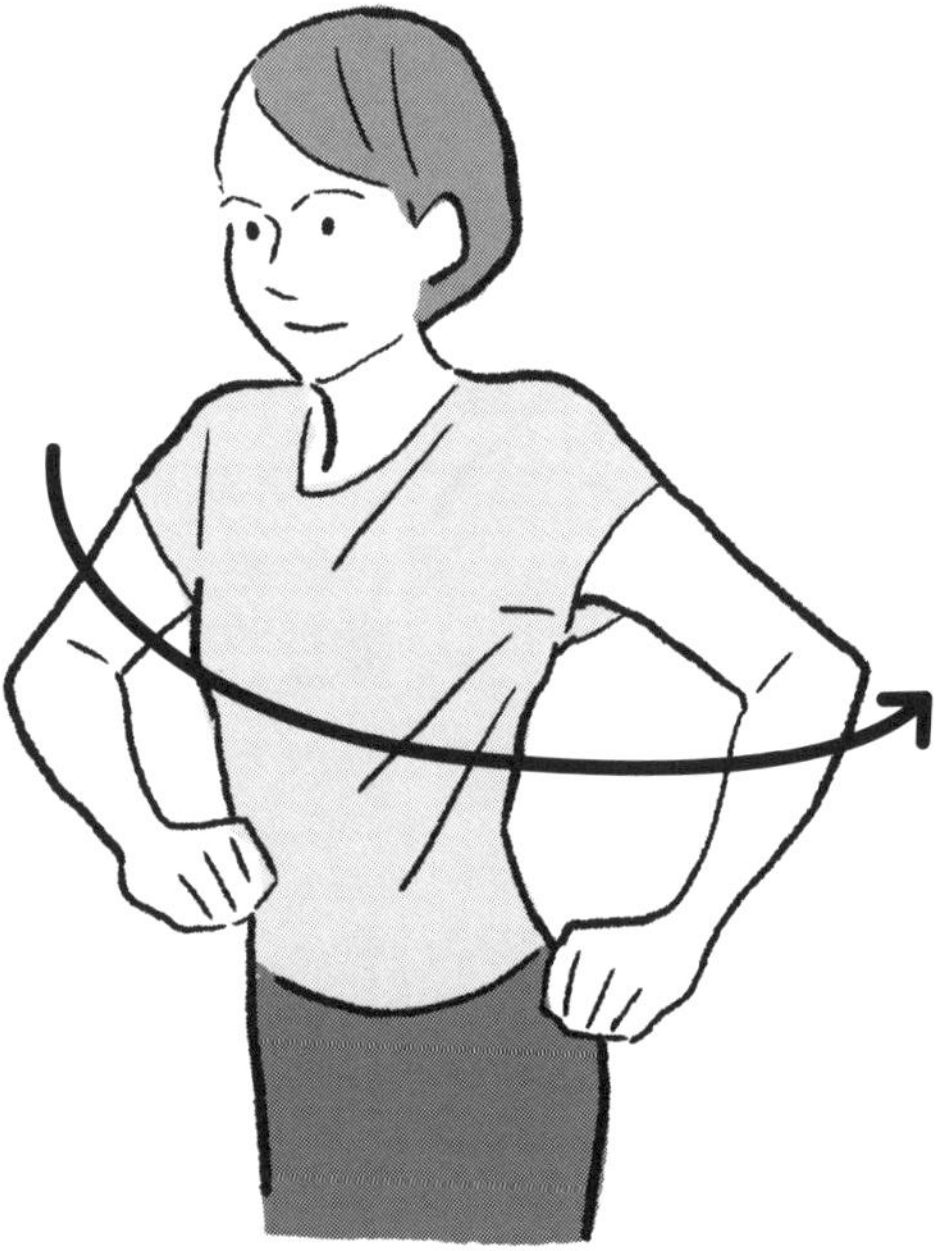

Check 3 股関節

股関節には屈曲と伸展という動きがあります。屈曲はイスに座った姿勢で体を丸めてみて、胸が太ももの前面につくようなら問題ありません。

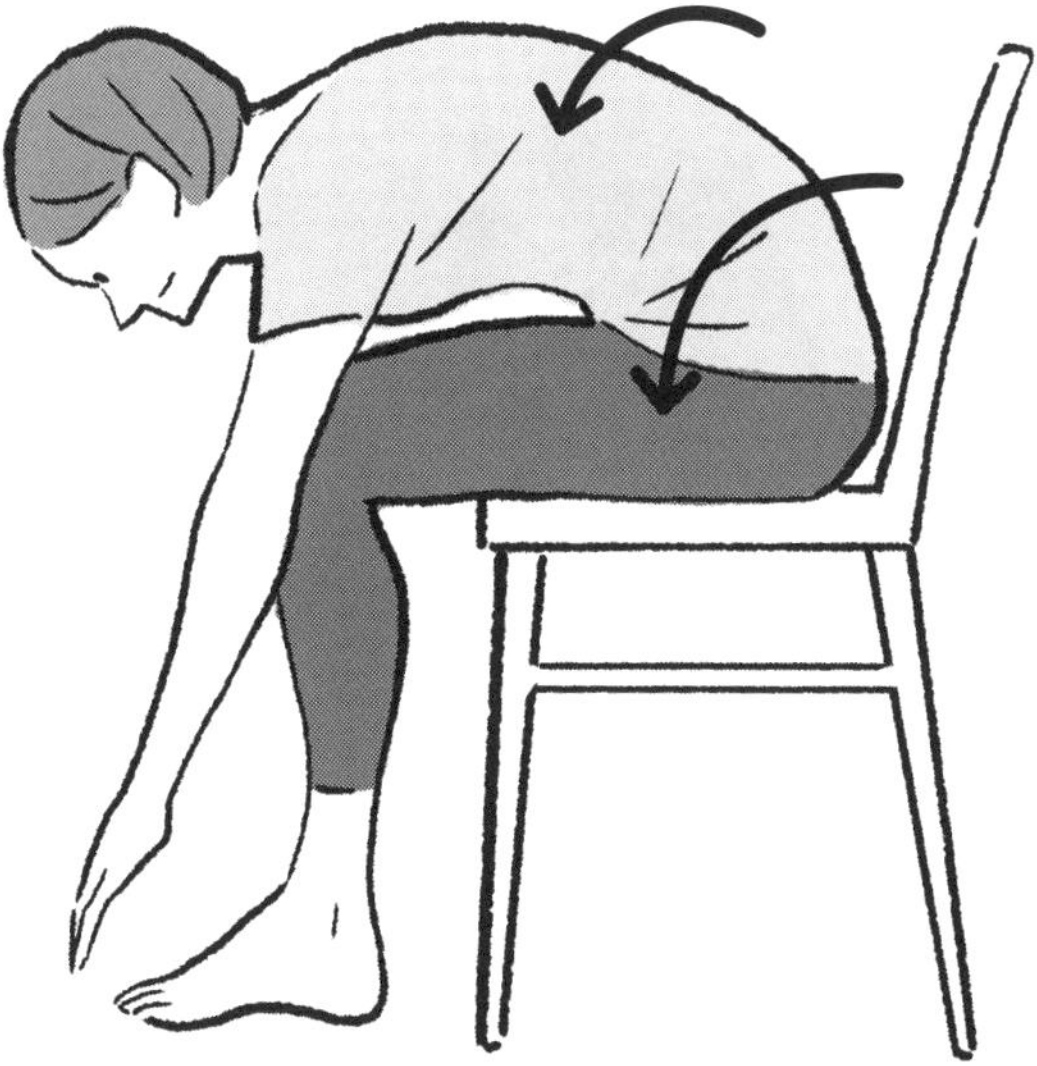

一方、伸展は立った姿勢で足を一歩後ろに引き、胸を張ることができれば大丈夫です。左右ともに確認してみてください。

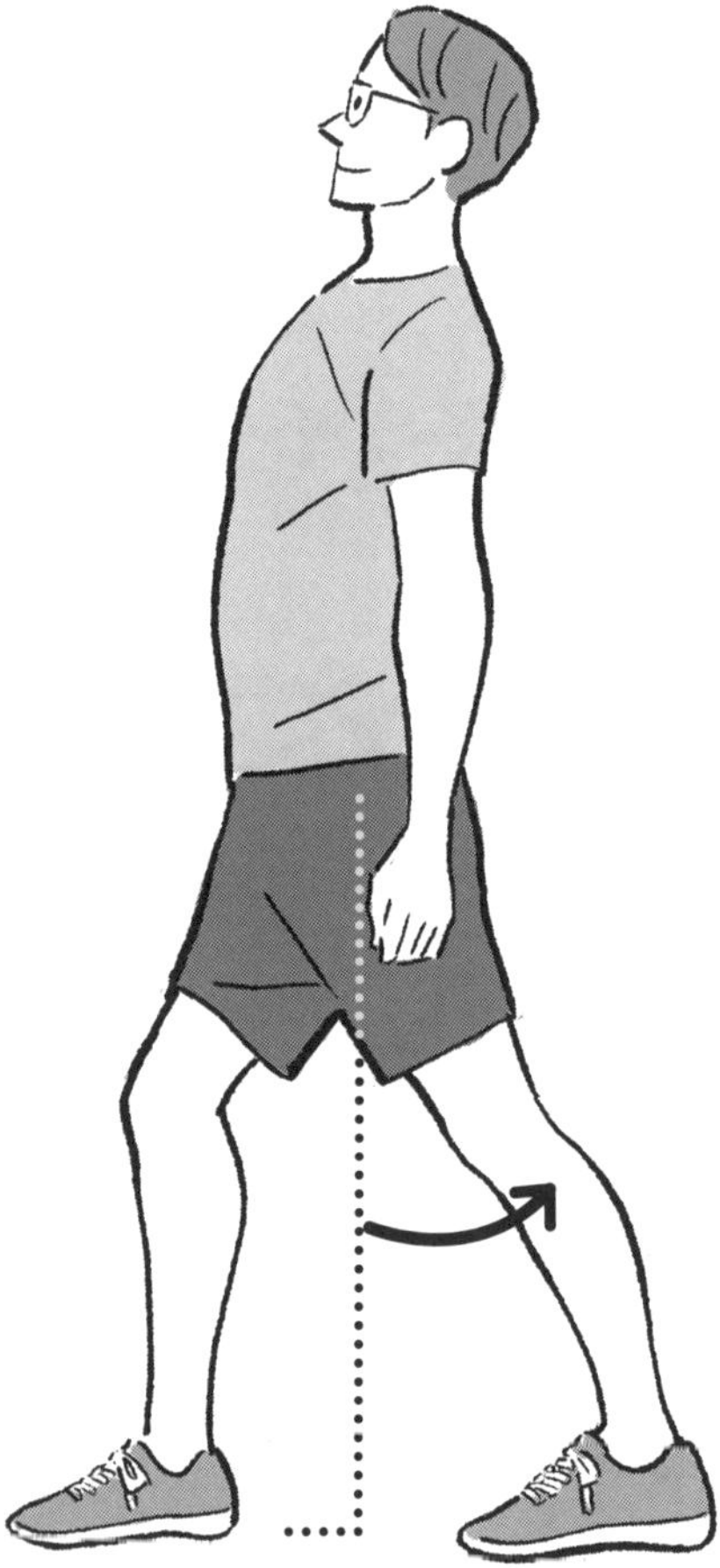

後ろ脚は伸ばし、かかとを床から離さないこと。

Check 4

ひざ関節

ひざ関節は、片足を伸ばして床に座り、ひざの裏側が床につけば伸展は良好です。

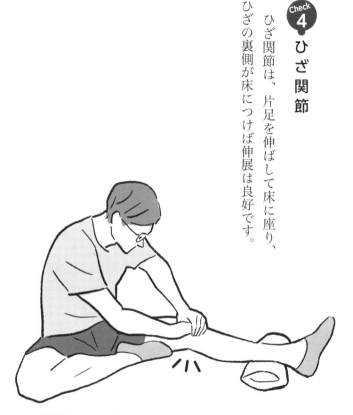

ふくらはぎとかかとの間に
タオルなどをはさみましょう。

屈曲はうつ伏せになって、ひざを曲げて手が足に触れるくらいであれば標準的といえます。足首をつかんだり、かかとをお尻につけられる方も少なくないです。

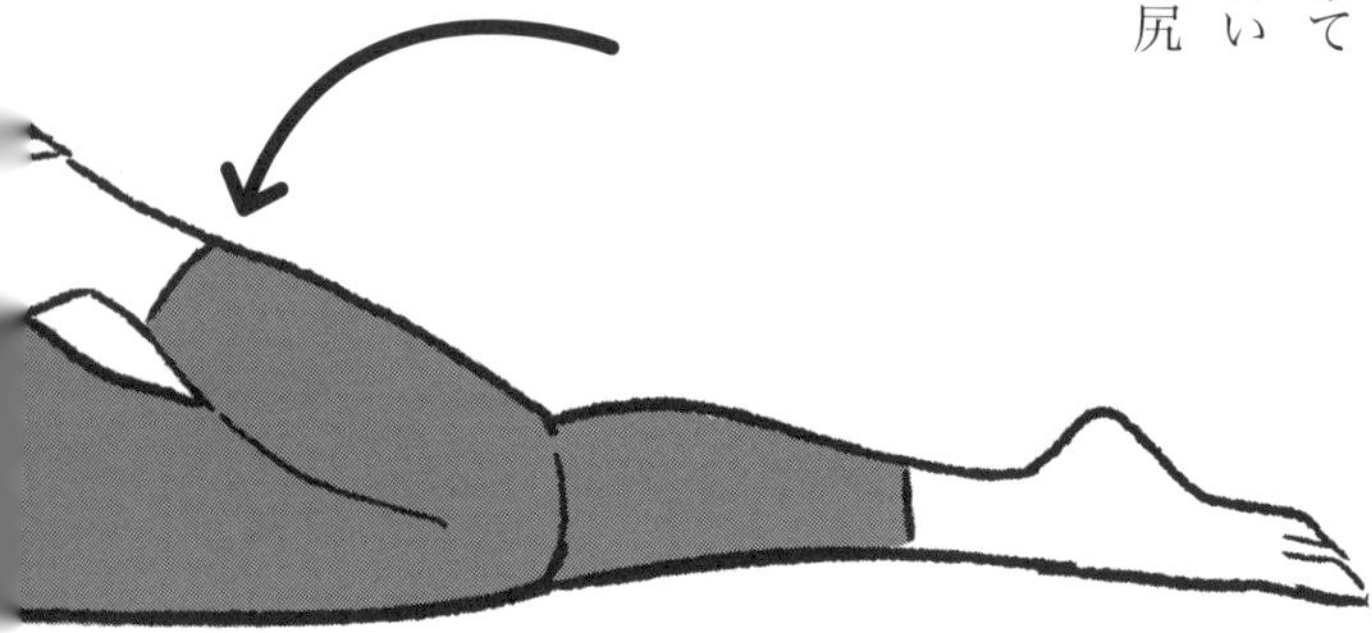

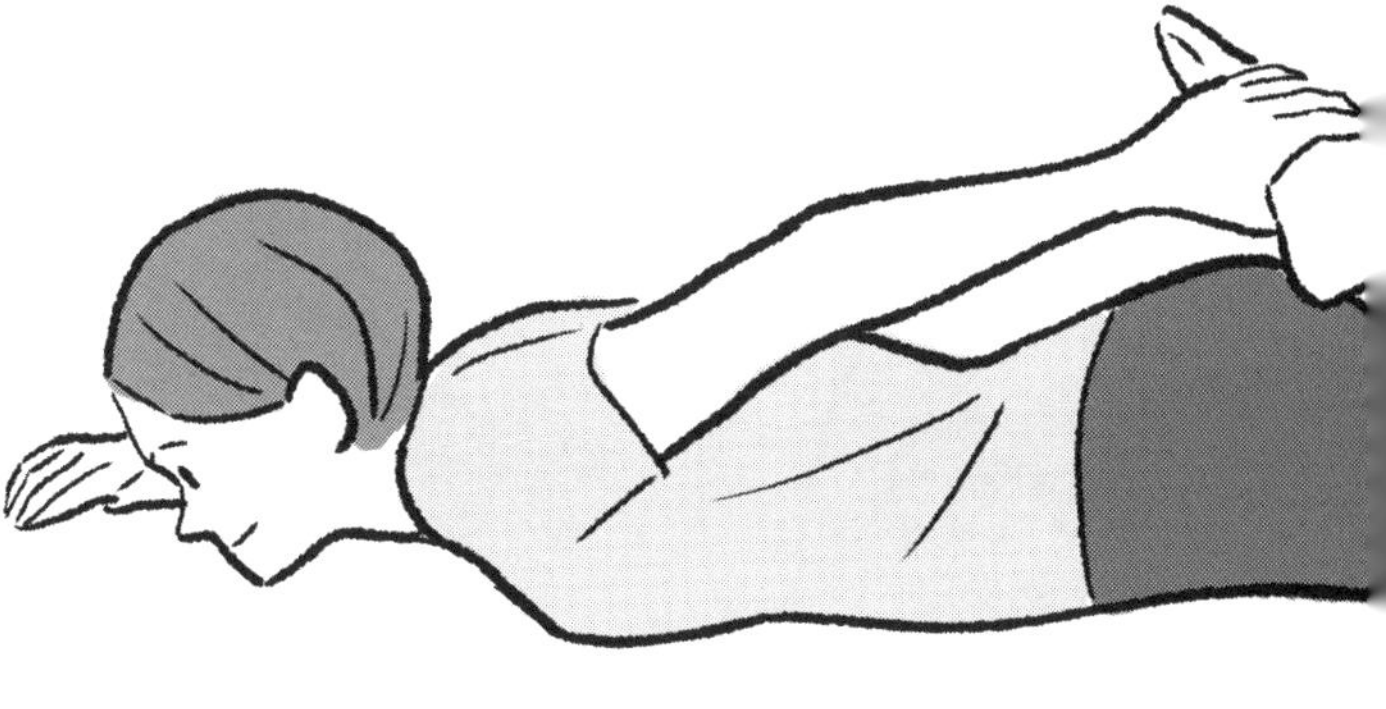

Check 5

足関節

足関節は、つま先を持ち上げる動作を背屈、下げる動作を底屈《ていくつ》といいます。背屈は、床に電話帳くらいの厚さのものを置いて、足を乗せ、つま先が反り返るように立てれば大丈夫です。

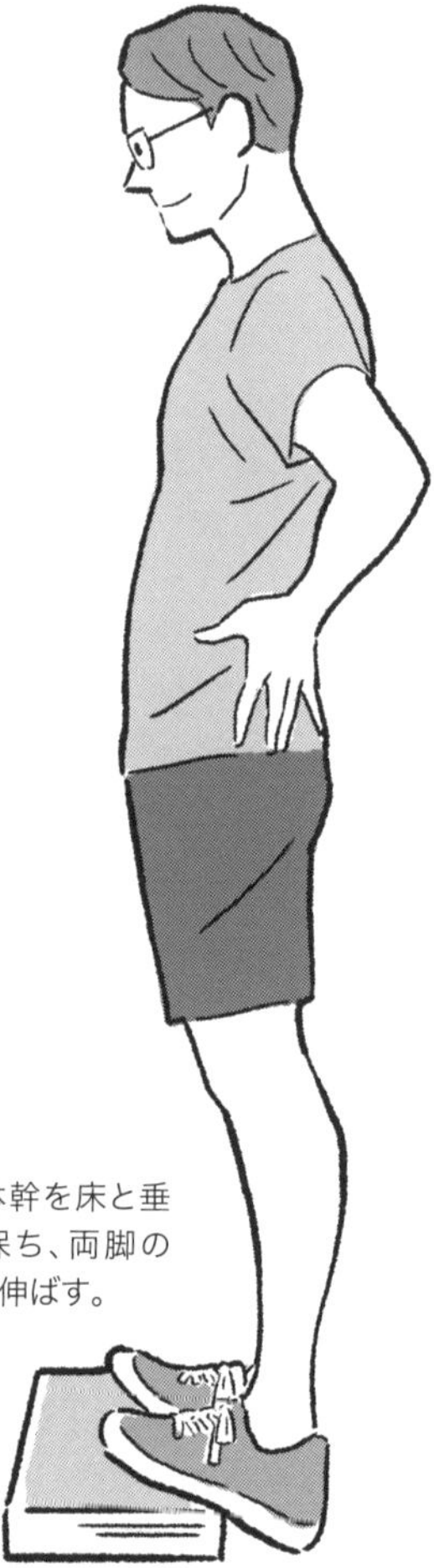

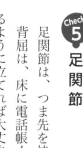

頭と体幹を床と垂直に保ち、両脚のひざを伸ばす。

底屈はイスに浅く腰掛け、背もたれに寄りかかりながらひざを伸ばした状態で足先が床につけば問題ありません。

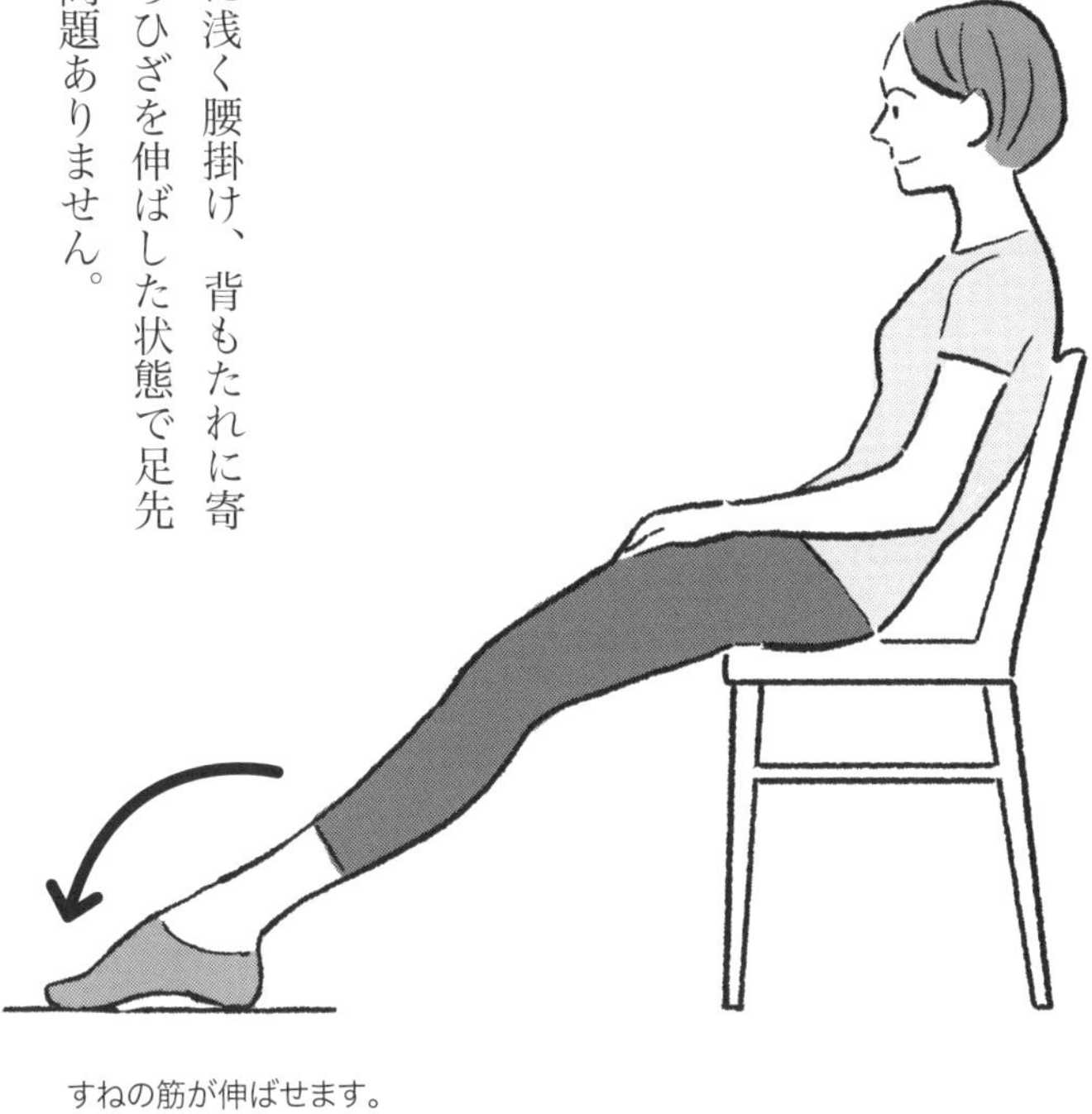

すねの筋が伸ばせます。

スポーツを楽しみたいなら、この事実をゆめゆめお忘れなく

私たちがスポーツをする際の動作は、**そのほとんどすべてに関節が関係しているといっても過言ではありません。**

たとえば、**水泳の平泳ぎ**では、肩関節の屈曲と外旋、股関節の外転と外旋をかなり使います。また、息継ぎをするために顔を出して呼吸をするときには、頸部《けいぶ》の十分な伸展可動域が必要です。

テニスでは、肩関節の水平内転・水平外転、前腕の回内外、手関節がよく使われます。テニスの動きの特徴は横に走るという動作です。多くの場合、上半身は相手を見ながら下半身をひねって走るため、十分な体幹の回旋が必要です。日本発祥のソフトテニスでは、これに手関節の背屈や掌屈《しょうくつ》を使います。

ゴルフは肩関節と体幹、つまり脊柱の回旋を大きく使うスポーツです。肩関節は水平内転・水平外転の角度がポイントになります。

サッカーやジョギング、マラソンなどでは、走るために必要な関節可動域が基本になります。ただし、最大限の角度が求められるわけではありません。すべての関節の動きを中等度使うのがポイントです。ウォーキングではさらに可動範囲は狭くなります。

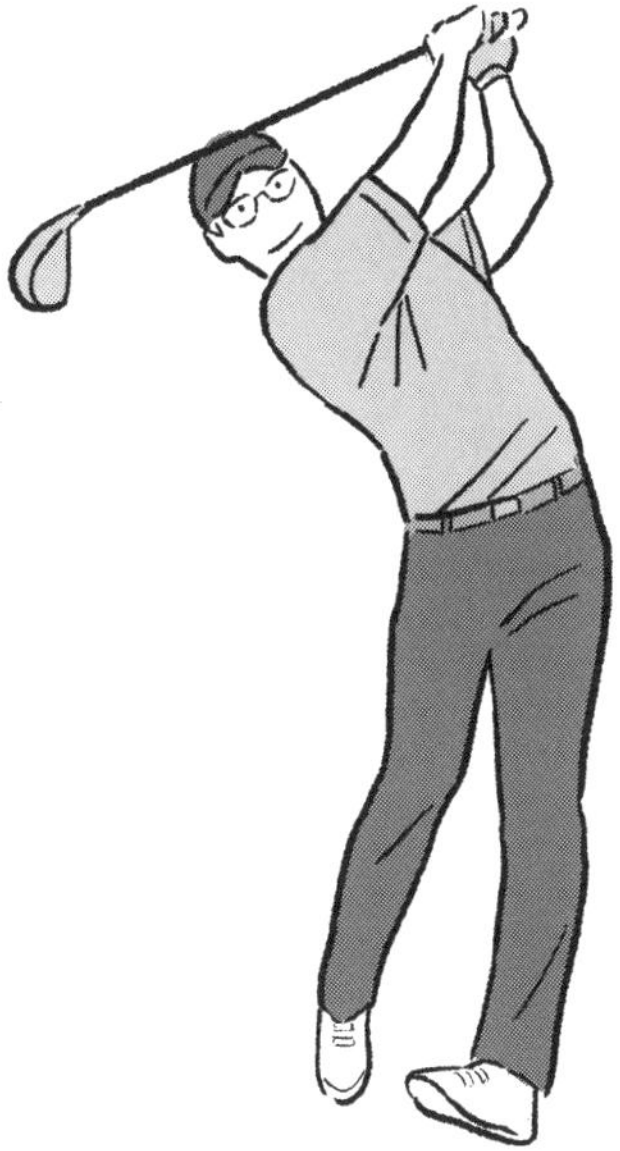

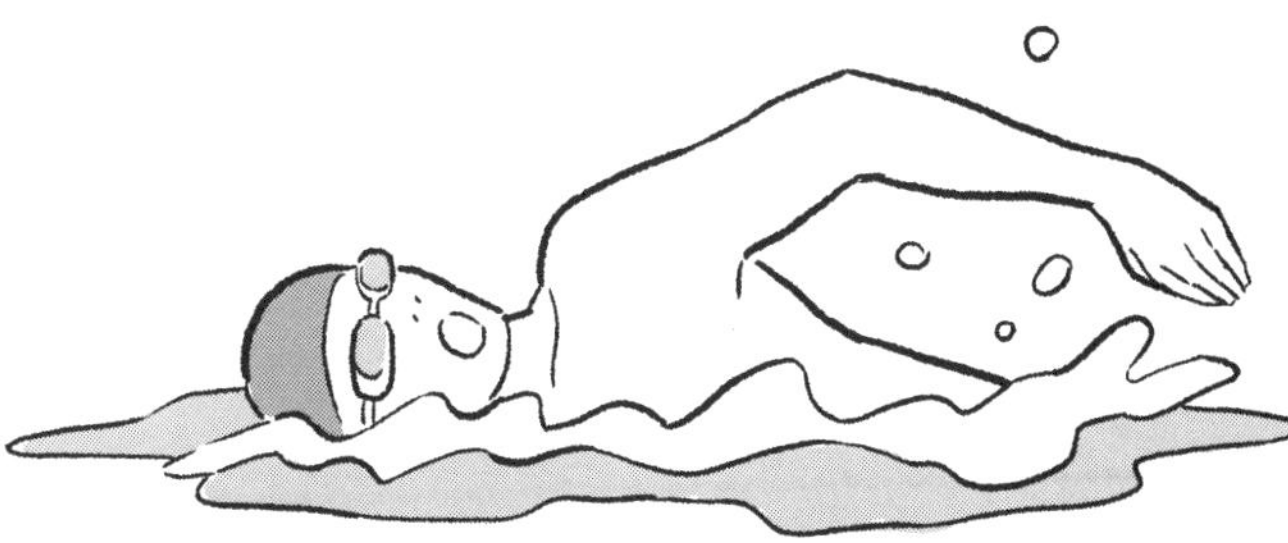

登山では坂道を登るため足関節の背屈角度が必要になります。サッカーのようにボールを蹴る運動では、股関節と足関節の可動性が高い必要があります。

また、主婦の方など、日常の家事でも思いのほか最大の可動範囲に近い動きが必要なものがあります。

たとえば**洗濯物を乾す**動作です。竿竹に引っ掛ける場合などは120～145度程度を必要とします。それと同時に背中を伸ばす姿勢になるため、そこそこしんどい動作です。

また、**床に手を伸ばす**代表的な家事動作が布団を敷くことです。最近ではベッドを使用する方が増えているようですが、床のマットのズレを直したり、落ちているものを拾うという動作でも同じです。この姿勢では股関節を最大に曲げることが要求されます。

硬い体にサヨナラ！しなやかな関節をつくるストレッチング

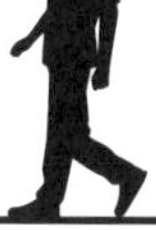

関節の可動域は年齢とともに狭くなっていきます。その流れを食い止めるには言うまでもなくストレッチングが有効です。ストレッチングは筋の大きさによって変わりますが、一般的に2～3分程度、しっかり伸ばした状態を維持することで効果が得られます。そこで、ここでは主なストレッチング法を紹介していきましょう。

肩関節にアプローチ

①両手を組み、頭の上まで上げましょう。肩や肩甲骨を動かします。

肩関節は180度、つまり手が天井に向けて垂直になるまで持ち上げるのが標準です。しっかり伸ばし切ってそのまま止めると効果的です。寝た姿勢で頭の上まで持ち上げるとラクに上がるでしょう。

ひじ関節もしっかり伸ばします。片手ずつではなく、お祈りするように両手を組んで持ち上げるとやりやすいでしょう。

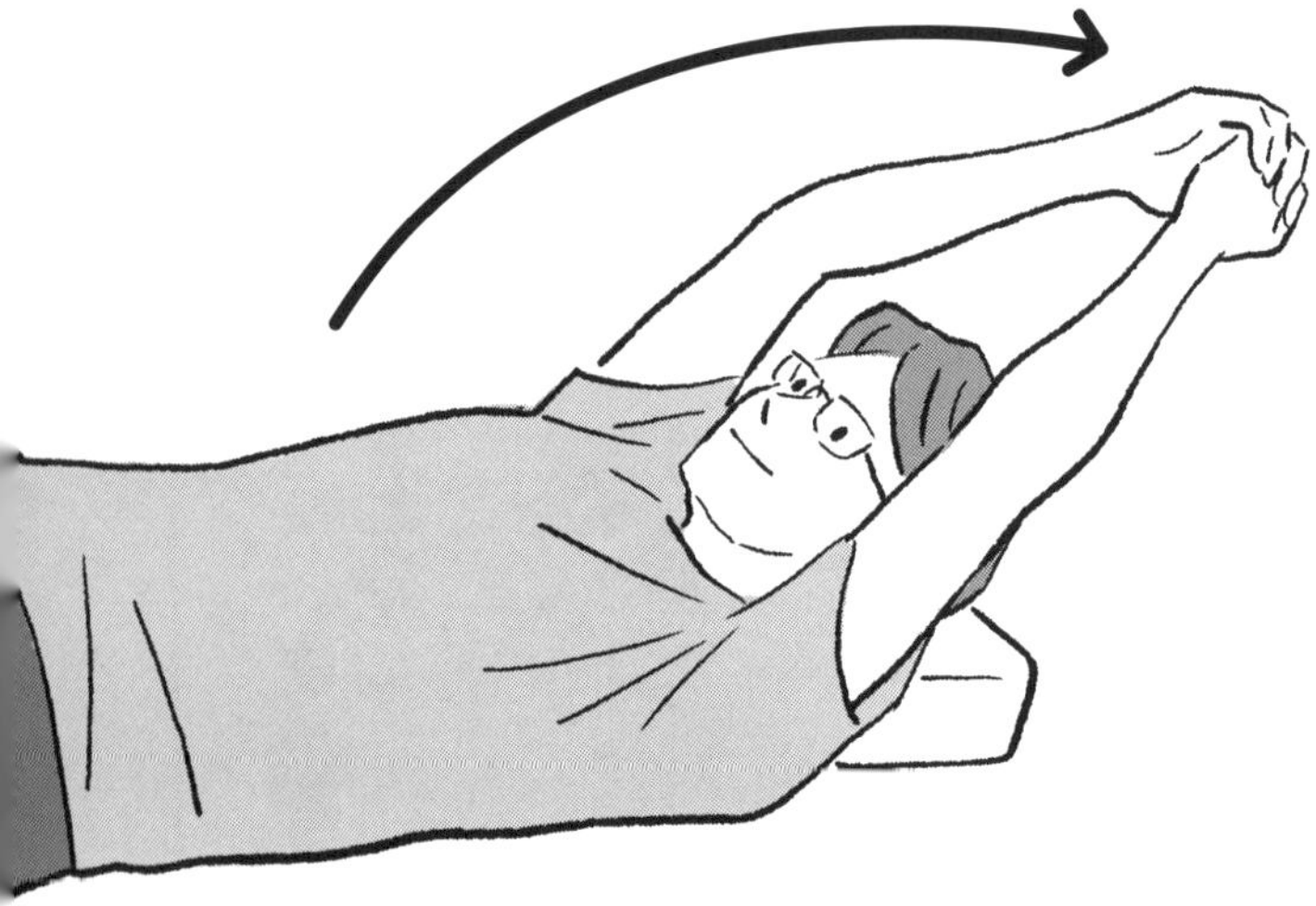

②片方の手で反対側のひじを持って引き寄せます。これは水平屈曲（内転）という運動で、肩甲骨の動きを高めます。

肩の水平屈曲は二の腕（肩からひじまで）が胸につくように曲げて、こぶしが1つ入るくらいになるのが標準です。反対側の手でひじをしっかり引き寄せるようにして、2〜3分程度キープしましょう。これを左右行ってください。

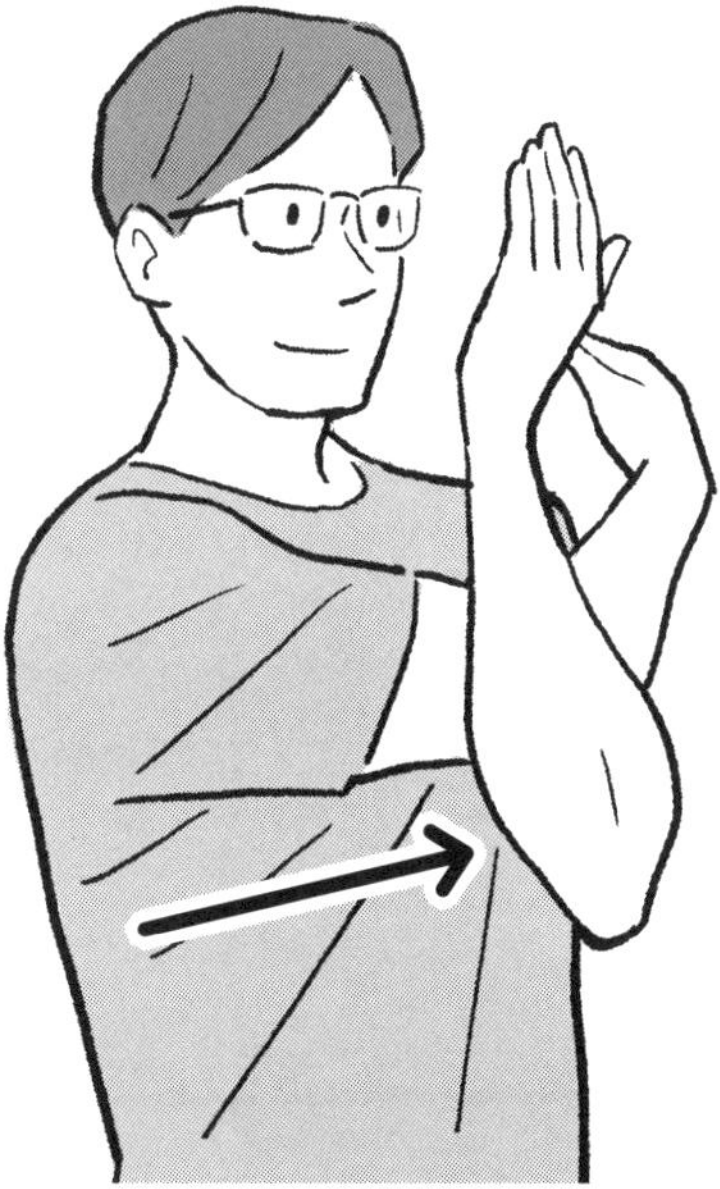

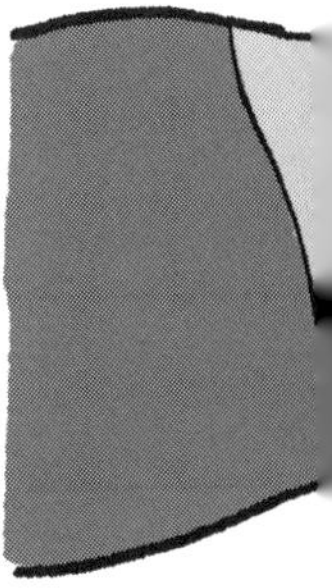

③両手を後ろで組んで上に持ち上げましょう。 大胸筋や肋間筋《ろっかんきん》をストレッチングします。

この運動を肩の伸展（後方挙上）といいます。一般的に50度程度持ち上がります。両手を組んで左右一緒に持ち上げましょう。背中が丸くなっていると難しい動きです。

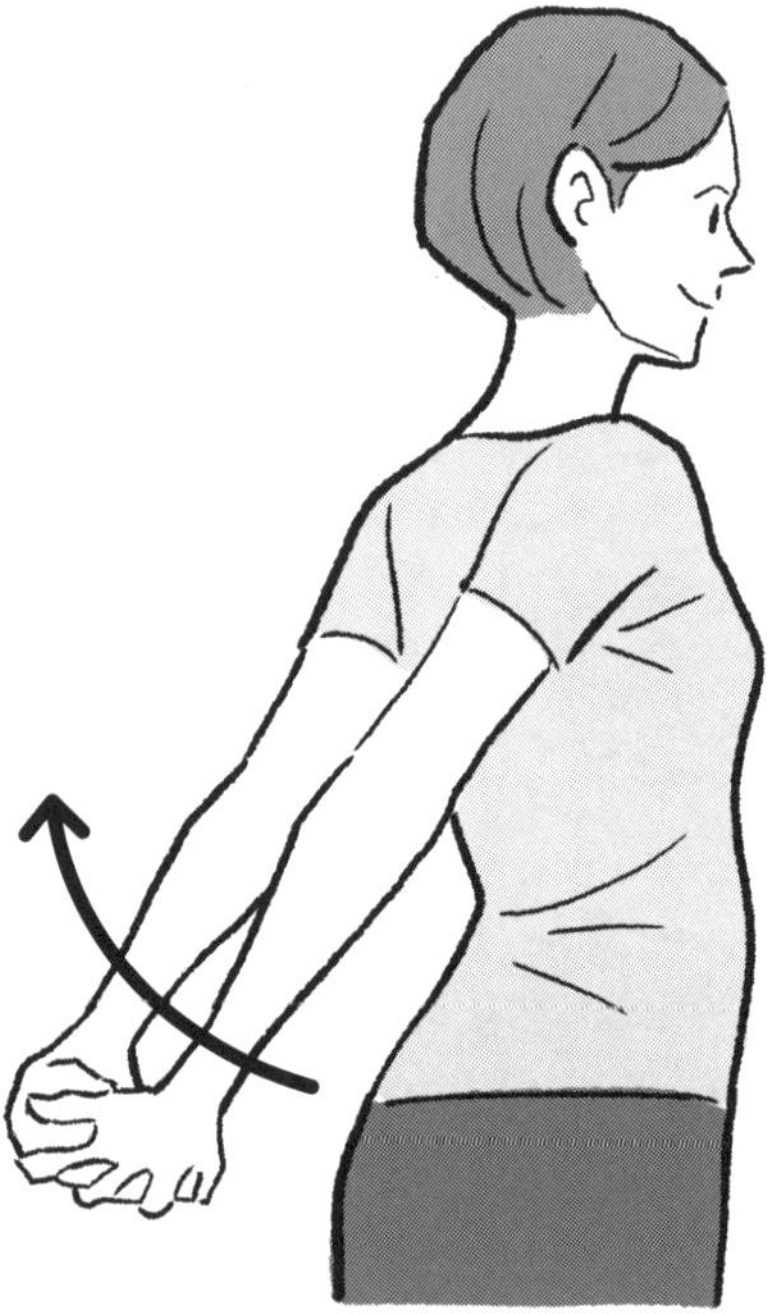

④両手を頭の後ろに回します。髪を結ぶような感じです。その姿勢でひじを外側に開きます。

最大限開いたら、今度は目の前でひじを合わせてみてください。肩甲骨《けんこうこつ》、肩の回旋筋がストレッチングできます。

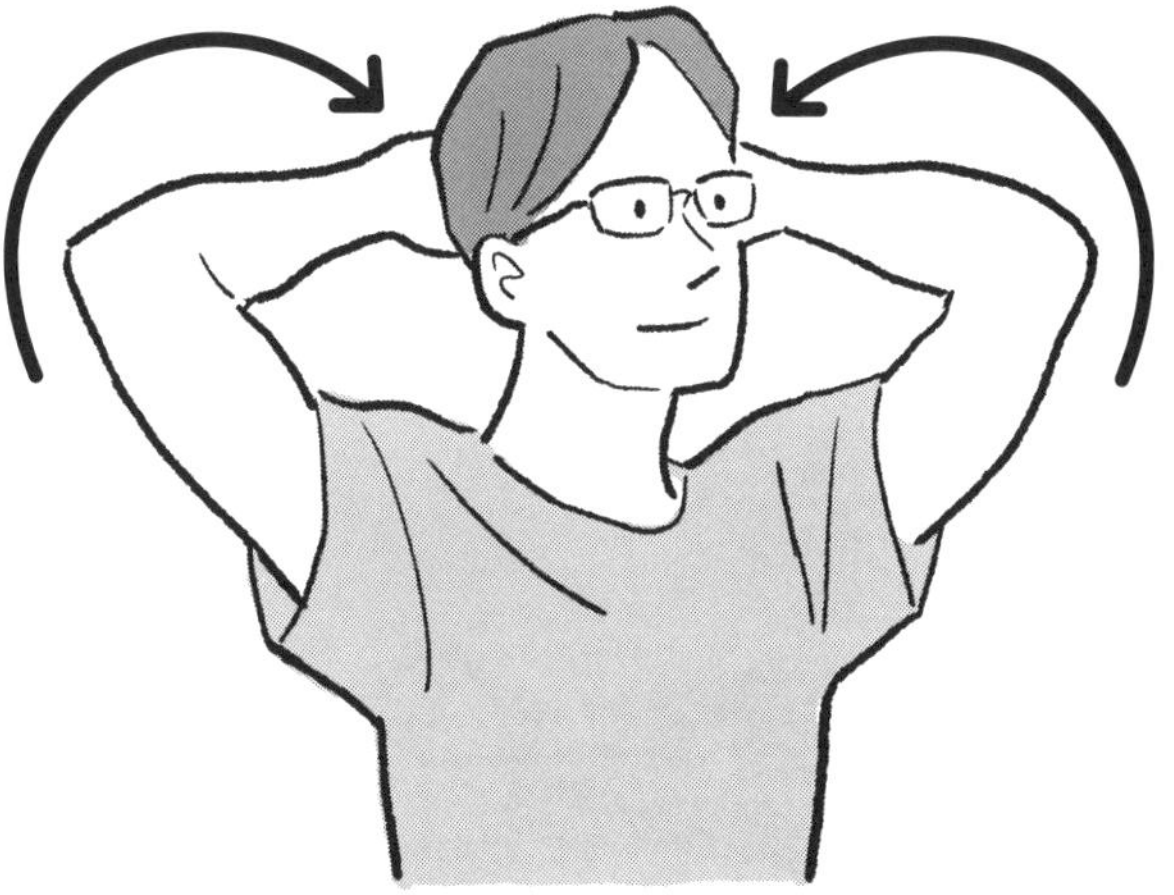

⑤手首もしっかり反らす背《はい》屈《くっ》という運動をします。指も最大まで伸ばしましょう。

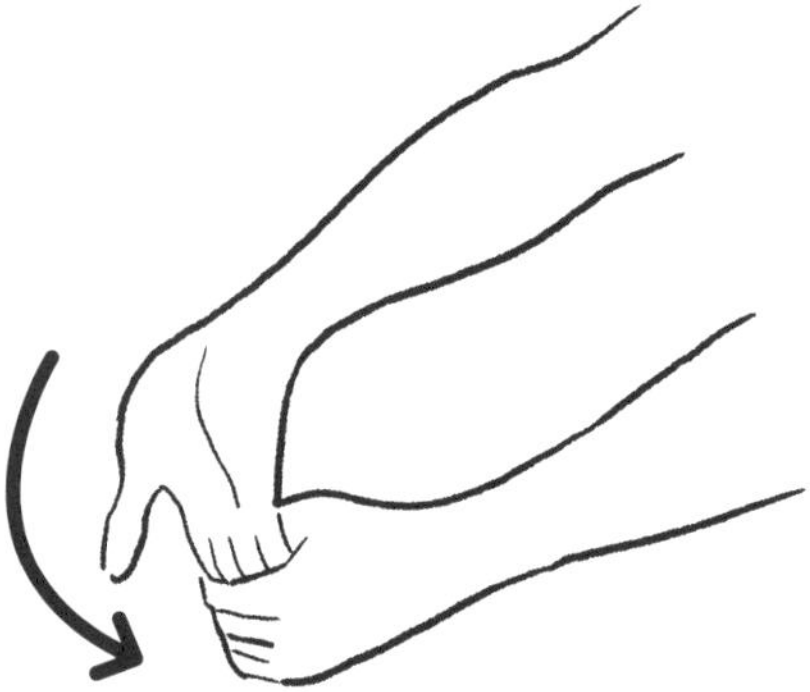

手首

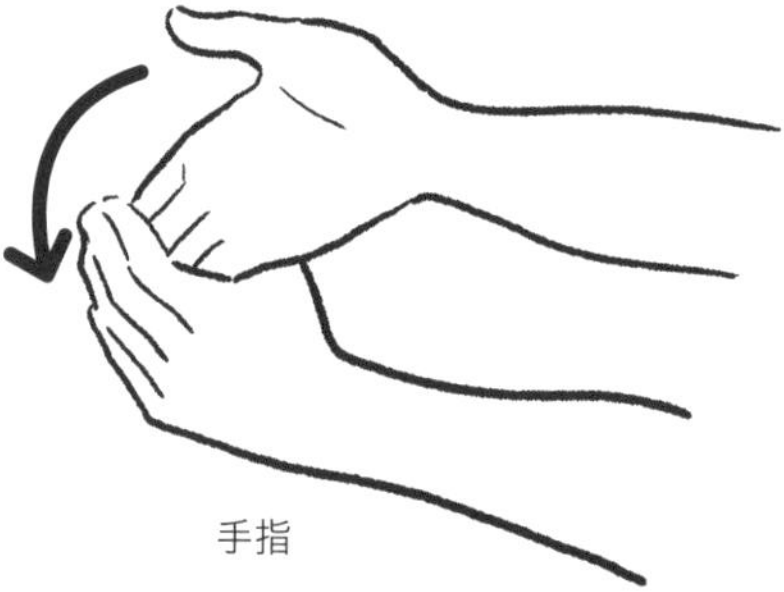

手指

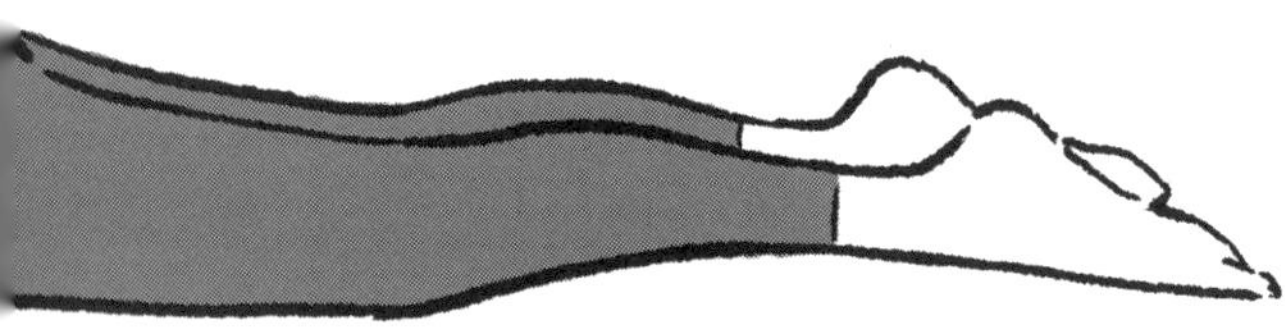

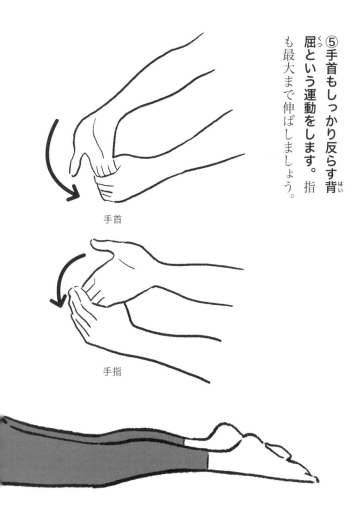

体幹にアプローチ

①うつ伏せに寝てください。

背筋が丸まっている方はうつ伏せで寝るだけでも十分ストレッチングになります。

図のようにひじをついて天井を見るようにします。この動きで大胸筋や腹筋といった前に曲げる筋肉がストレッチングされます。

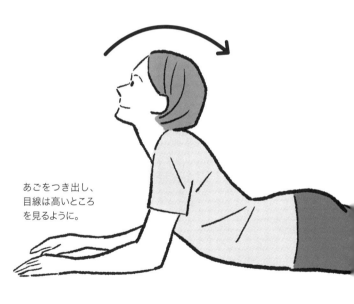

あごをつき出し、目線は高いところを見るように。

②イスに座って体を回しましょう。 寝た姿勢でも結構です。胸腹部の回旋筋群をストレッチングします。体幹の回旋の標準的な可動域は左右ともに40度です。この回旋角度が低下すると歩くときに体が開かなくなったり、方向転換するときに丸太のようにそのままの姿勢で向きを変えるようになったりします。

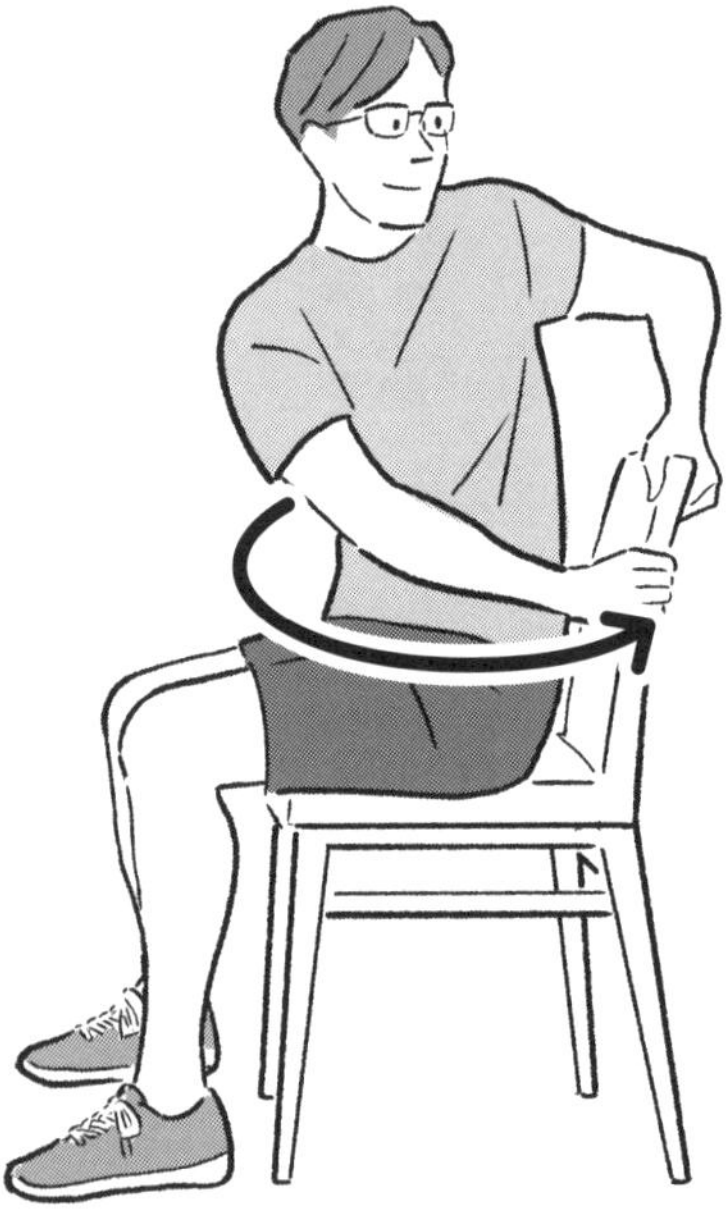

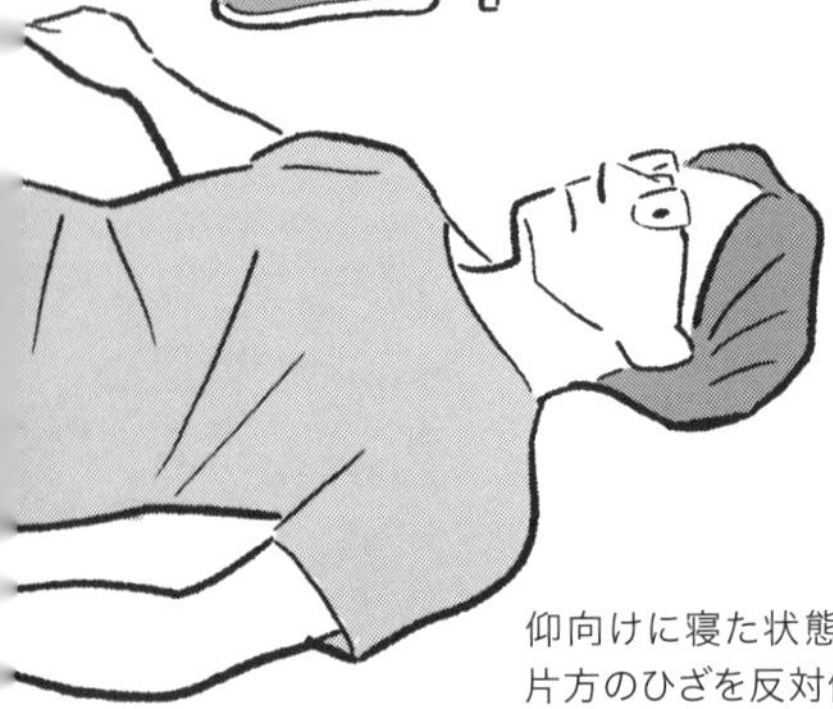

仰向けに寝た状態で、片方のひざを反対側に倒していく。顔と胸は天井を向いたまま。

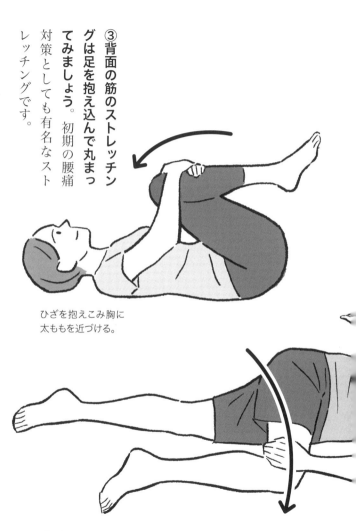

③背面の筋のストレッチングは足を抱え込んで丸まってみましょう。初期の腰痛対策としても有名なストレッチングです。

ひざを抱えこみ胸に太ももを近づける。

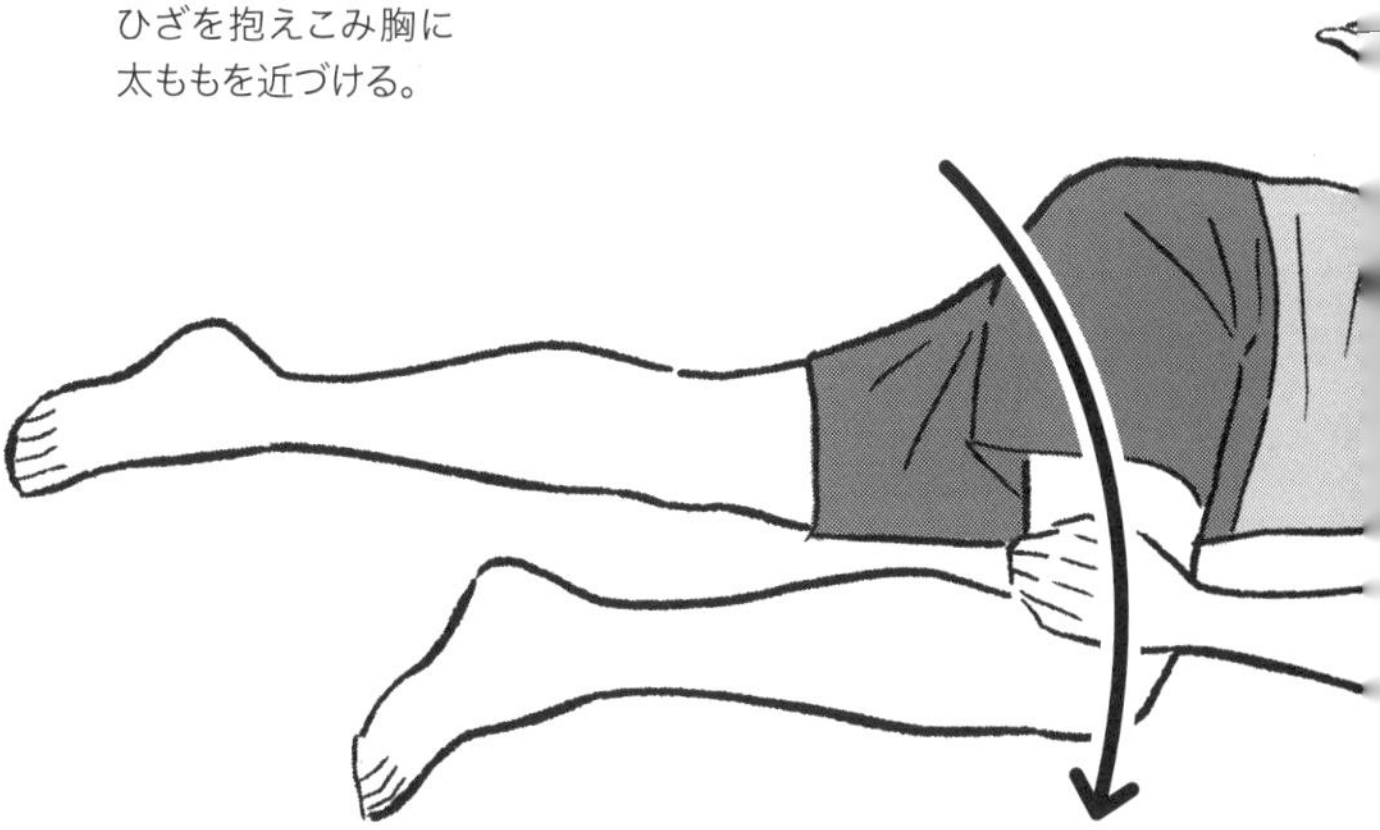

股関節にアプローチ

①寝た姿勢でひざを抱え込みましょう。 大殿筋《だいでんきん》がストレッチングされます。

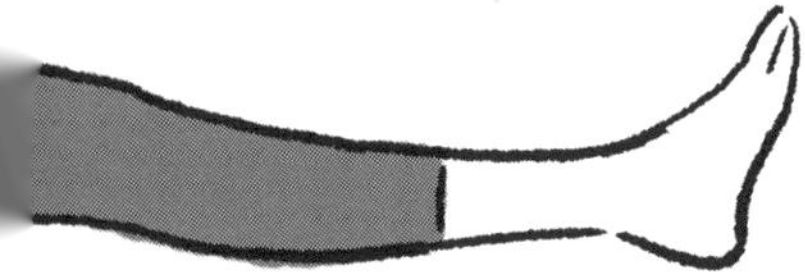

②寝た姿勢で片方の足を交差します。 腰回りの筋と中殿筋《ちゅうでんきん》という股関節の外側にある筋がストレッチングされます。中殿筋は、片足で立つとき、骨盤を水平に保つために重要な筋です。

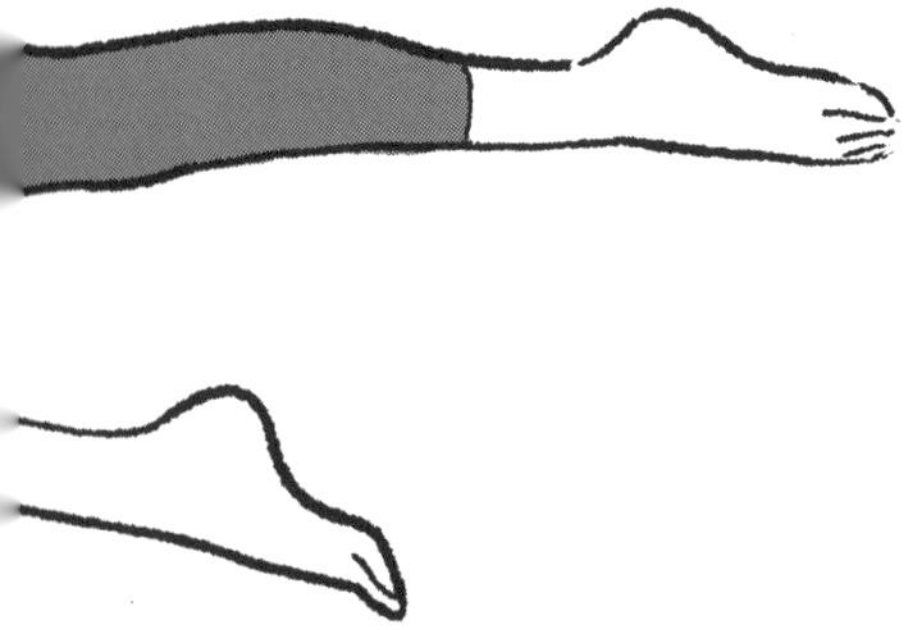

片側だけひざを抱えこみ胸に太ももを近づける。もう片方の脚はまっすぐ伸ばしておく。

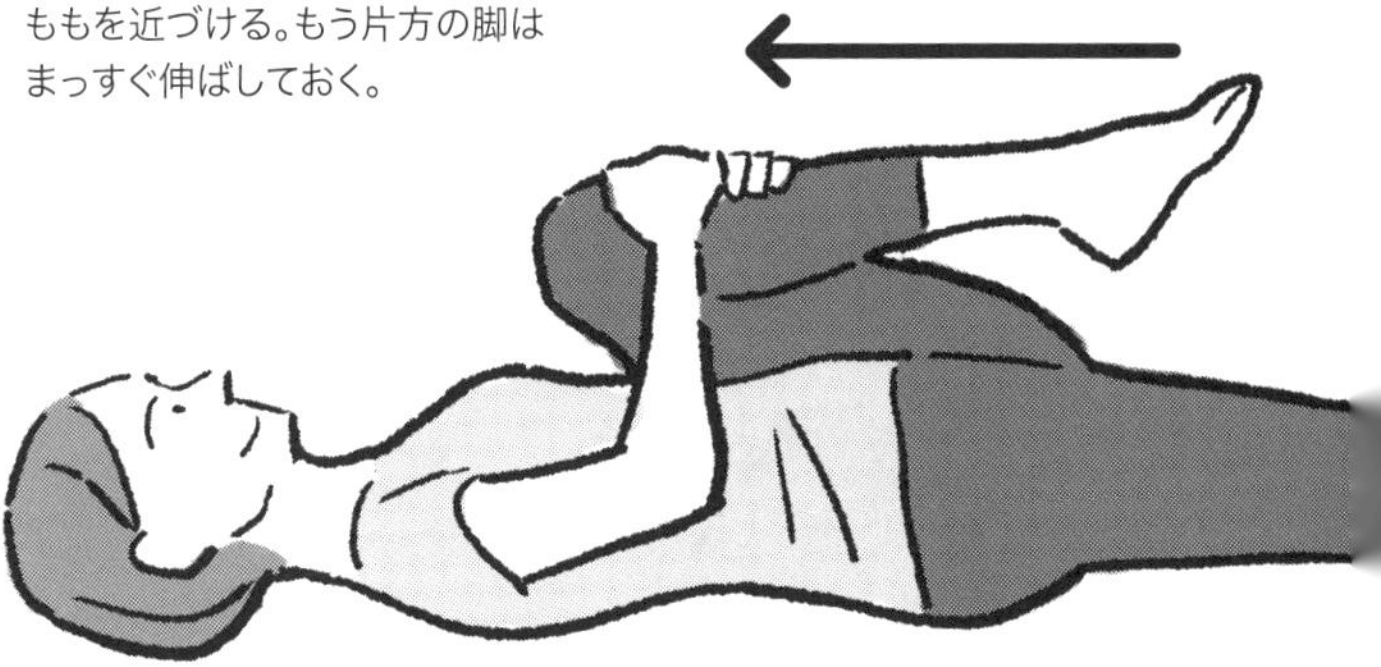

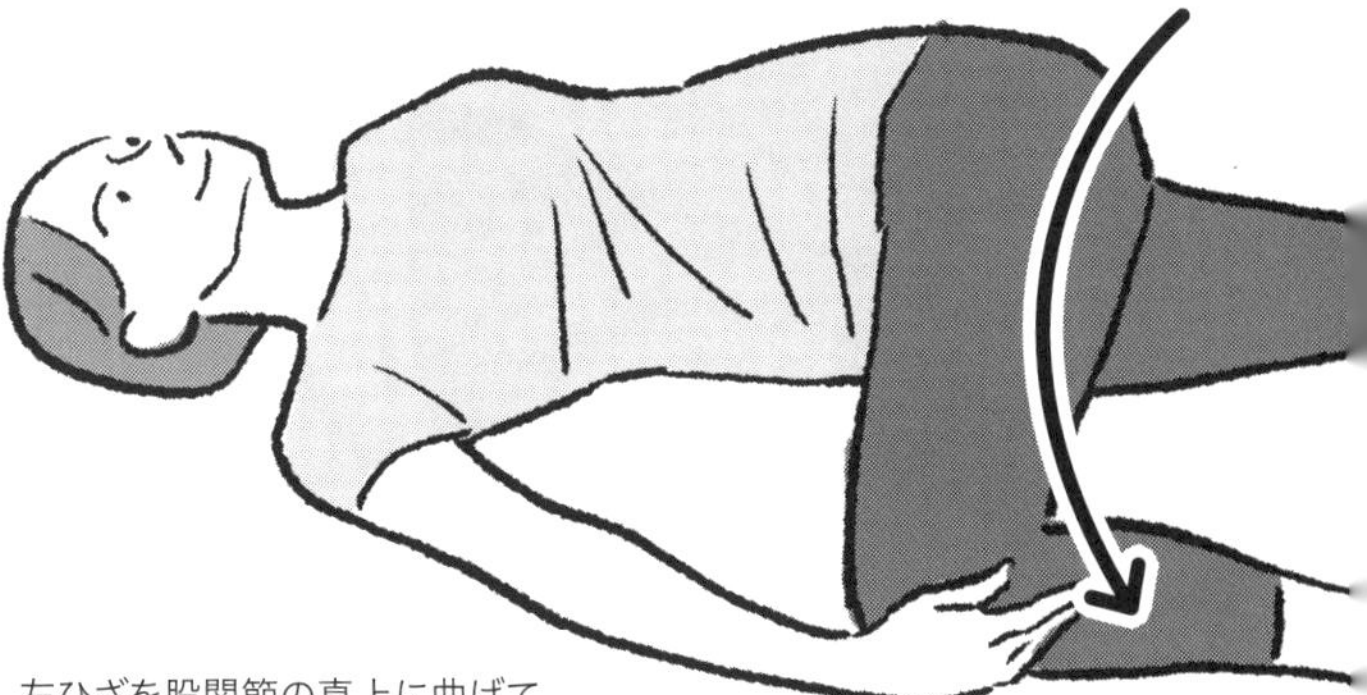

左ひざを股関節の真上に曲げて引き寄せる。右手で左ひざを右側に倒し、顔を左側へ向ける。右脚はラクにまっすぐ伸ばす。左腕は真横に伸ばしておく。

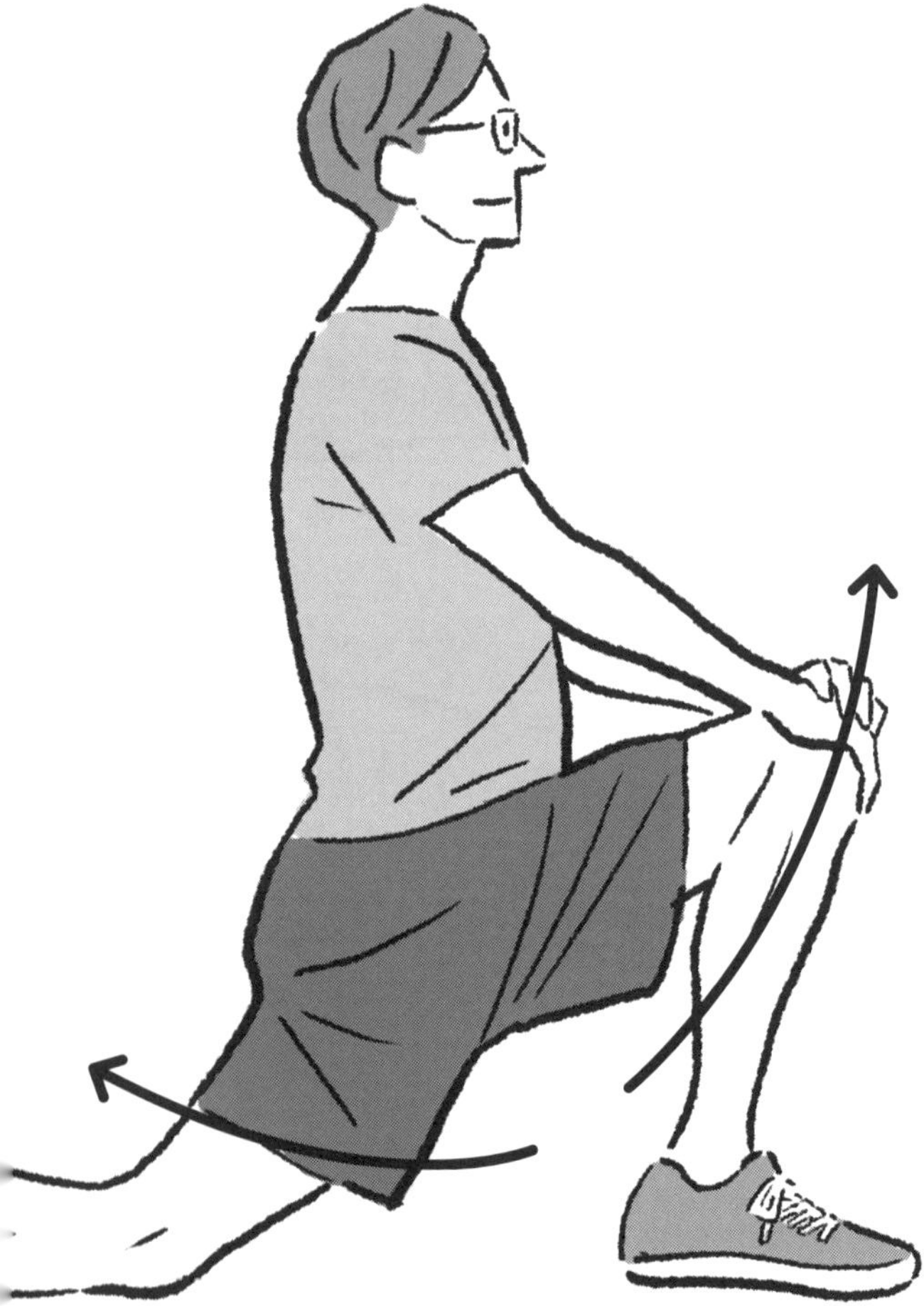

③腸腰筋《ちょうようきん》という、股関節を曲げる筋を伸ばします。

ひざをついた姿勢で片足を前に踏み出し、体重を下に落としましょう。後ろ足の腸腰筋がストレッチングされます。

「腸腰筋」は、上半身と下半身をつなぐ筋肉で、立った姿勢でひざを持ち上げる場合の主動作筋（筋肉運動をする際に主な役割をする筋肉）です。

歩くうえで欠かせない筋で、**腸腰筋の筋力が低下すると、床から足を上げにくくなります。**そうなると、足を持ち上げて前に出さなくてはならないので、上半身が反り返るように足を持ち上げるようになります。これも背中が丸くなる要因のひとつです。

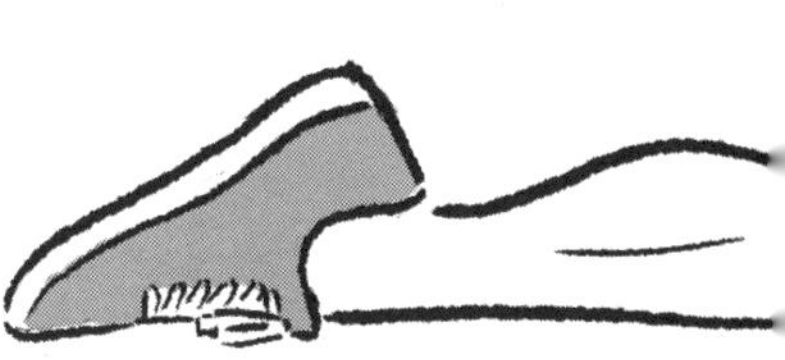

左脚を1歩前に出してひざを直角に曲げて腰を落とす。右のひざも曲げて床につけ、股関節が伸びたところでキープ。

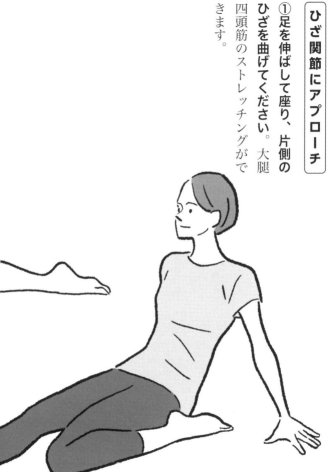

ひざ関節にアプローチ

①足を伸ばして座り、片側のひざを曲げてください。大腿四頭筋のストレッチングができます。

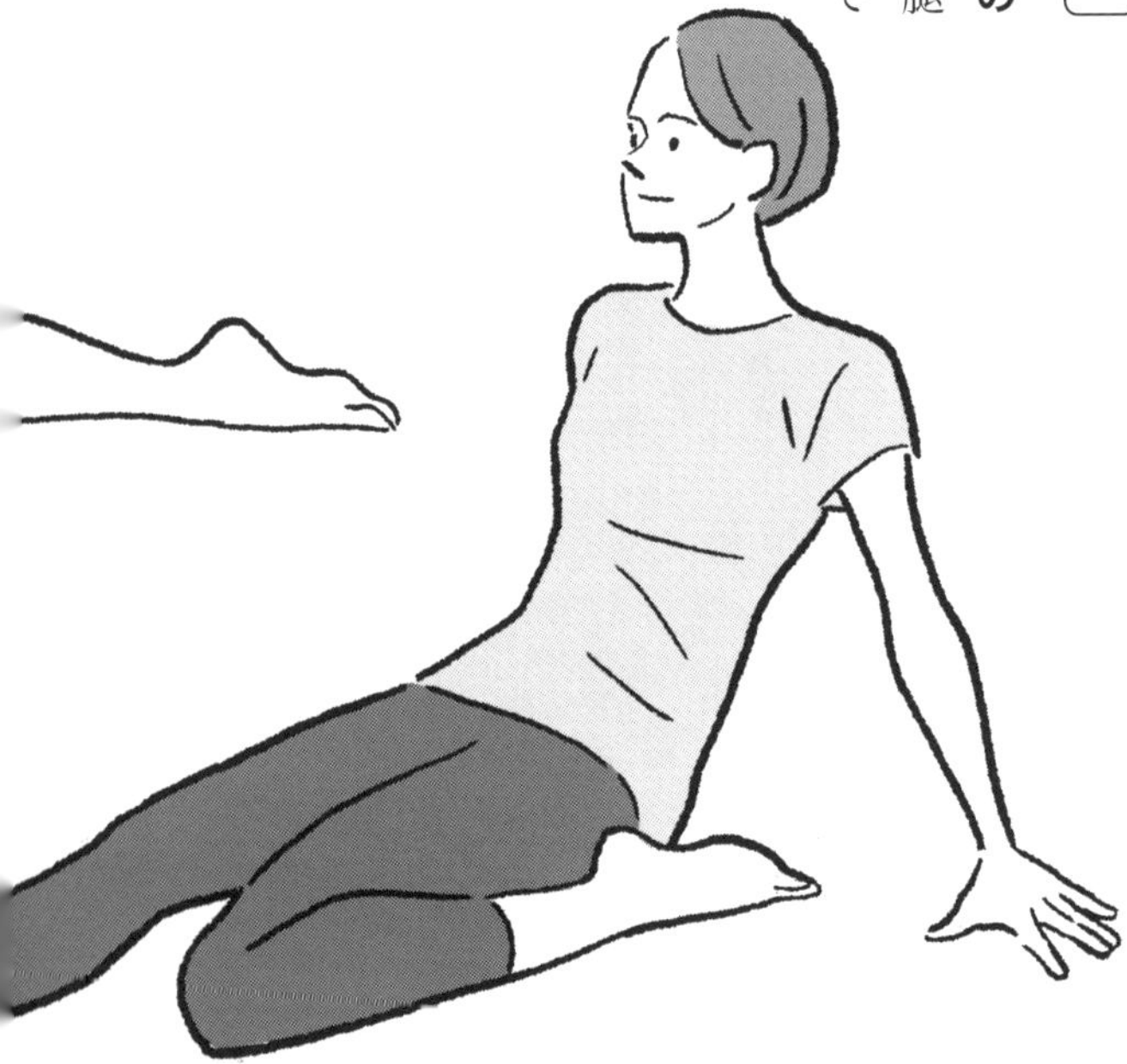

②うつ伏せになってひざを曲げ、足首をつかんでください。この動作でも大腿四頭筋のストレッチングができます。

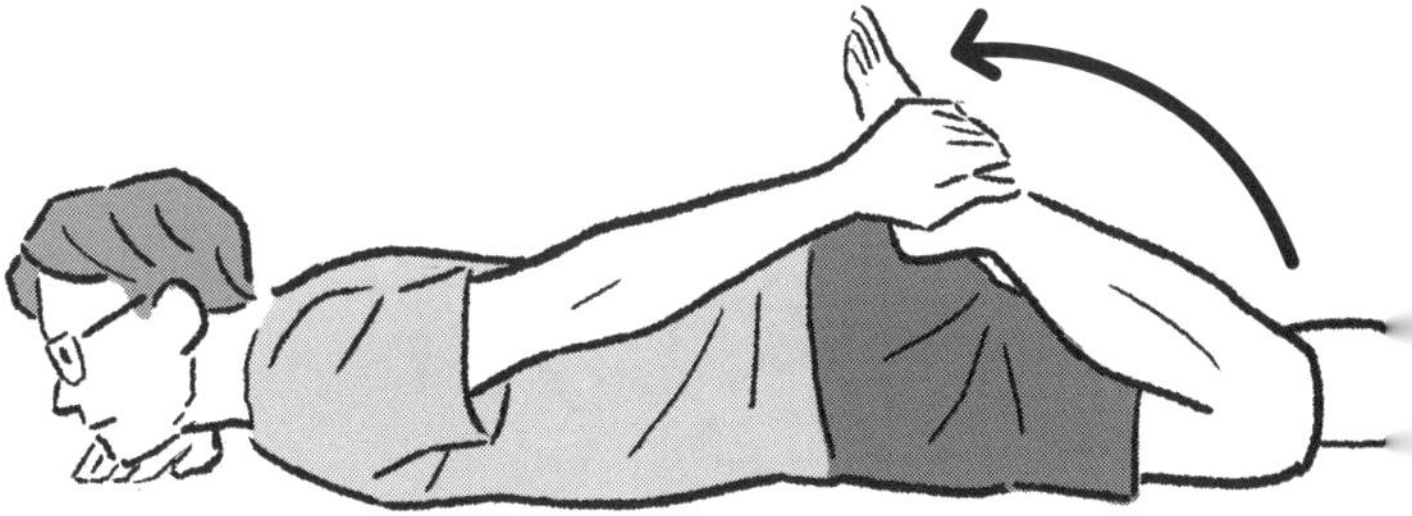

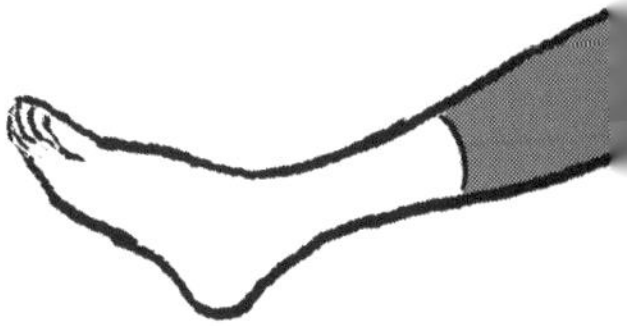

③イスに座った姿勢で、両手をストレッチングする側のひざに置きましょう。そうすることでひざ裏がしっかり伸び、ハムストリングスという筋がストレッチングできます。

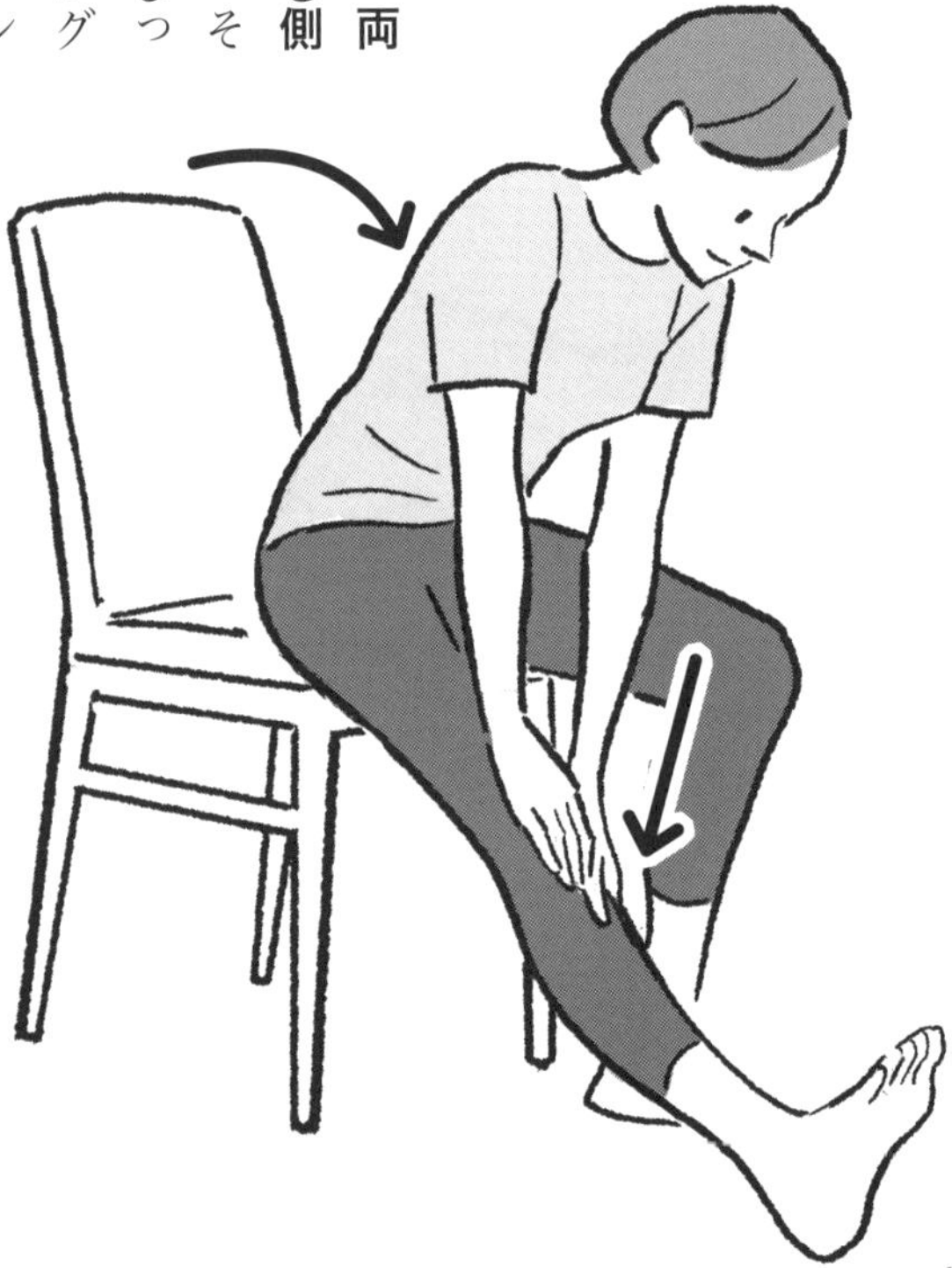

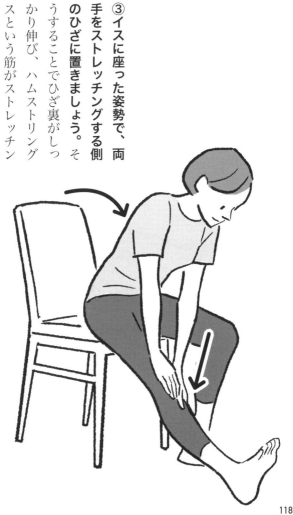

足関節にアプローチ

①壁に手をつき、かかとが離れないようにしてふくらはぎを伸ばしましょう。

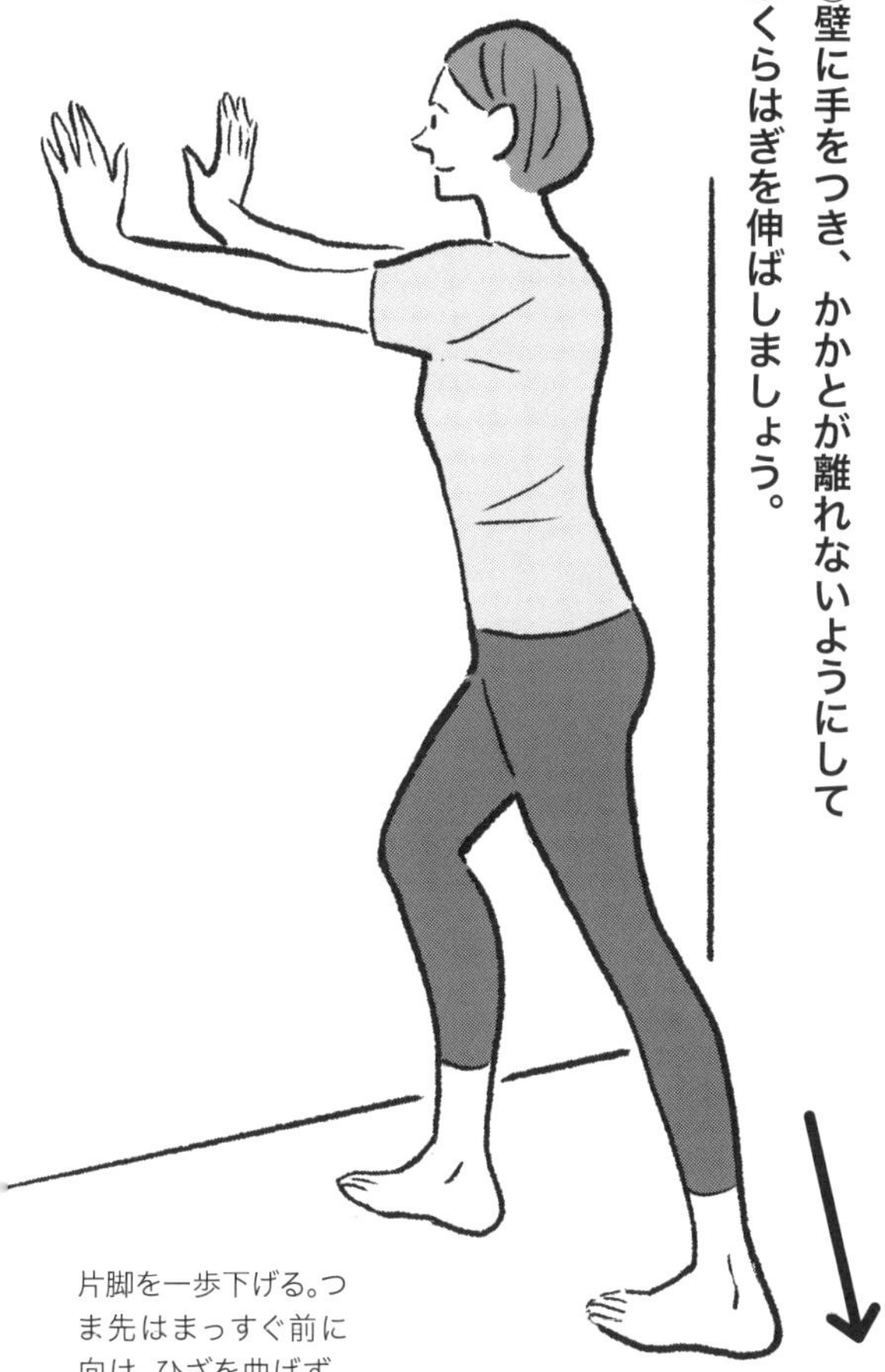

片脚を一歩下げる。つま先はまっすぐ前に向け、ひざを曲げず、かかとを浮かさない。

②イスに座って足を組み、手で足首を回します。特に足の指先はなかなかストレッチしない箇所です。足の指の間に手の指を入れ、しっかり伸ばしましょう。

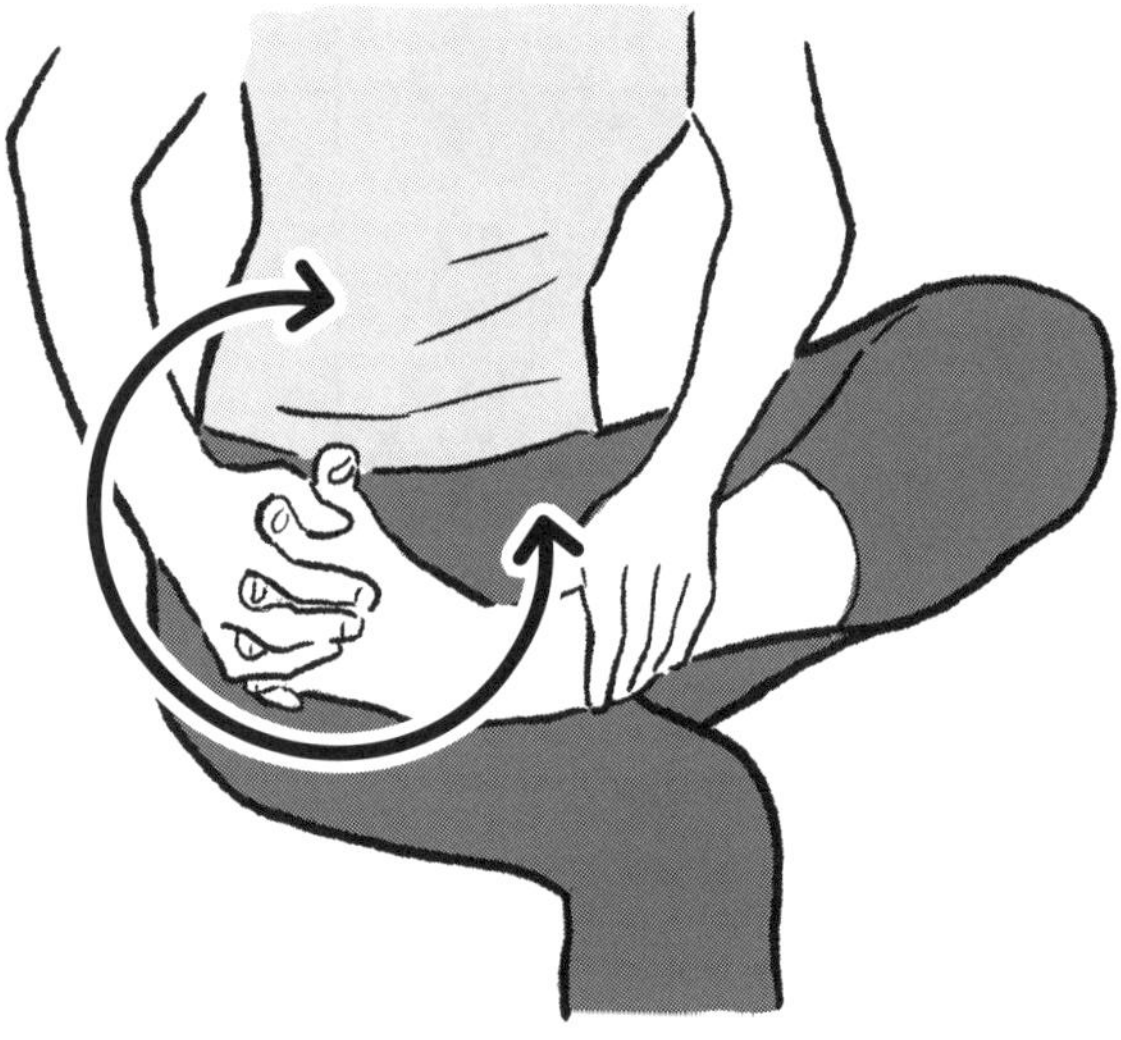

第3章

骨が丈夫なら骨折は避けられる

骨密度と骨質を上げる

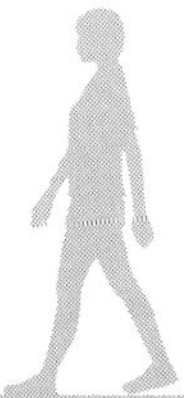

骨粗鬆症の予防は、骨折しやすい年代になってからでは手遅れ

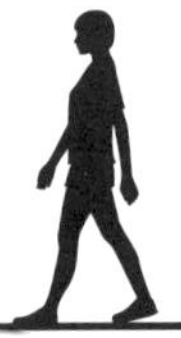

骨は他の器官と同様、常に活発な新陳代謝が行われています。**骨は常に「骨吸収（破壊）」と「骨形成（再生）」を繰り返している**のです。これを骨代謝といいます。

一般に、この代謝のサイクルは約4か月といわれていて、若い人では1年間に骨全体の約20～30％が新しく生まれ変わります。

もう少し具体的にいうと、骨は、破骨《はこつ》細胞によって分解され壊され、骨芽《こつが》細胞によって新しくつくり替えられるというわけです。

この骨代謝が正常に行われれば、壊される骨と新たにつくられる骨の量は1対

1なので、骨量は変わらないということになります。

ところが加齢などによって、この〝選手交代〟のバランスが崩れ、破骨細胞の働きが骨芽細胞のそれを上回るようになると、**骨量が減って骨がスカスカになり、少しの衝撃でも骨折しやすい骨粗鬆《こつそしょう》症になってしまう**のです。

運動は、骨を強くする

高齢者の骨折を予防するには、ゲートボールなどの運動や一日8000歩程度の散歩が必要とされています。

なぜこれだけの運動量が必要かというと、**骨を丈夫にするには、骨に重力の刺激を与えないといけない**からです。丈夫な骨をつくるには、運動による「**重力の骨への刺激**」が欠かせないのです。

骨には、負荷がかかるほど骨をつくる細胞が活発になり、強くなる性質があります。だから、「とにかく歩け」とか「階段の上り下りをしろ」「片足立ちをしろ」

「立ちながらストレッチングや太極拳をしろ」ということになるのです。

しかしながら、ひざや腰に痛みがある人には、いろいろやってもらうのは現実的に難しく、状況を見ながら対応していくことになります。

筋力が弱い人や、ふらつきなどを起こしやすい人も、なおさら気をつけないといけません。前夜に睡眠薬などを飲んでいたら、さらに転倒しやすくなります。骨が弱い人はきっちり治療をすると同時に、骨折しないように環境のリスクなども考えなければなりません。さらにいえば、若い頃から対策を考えて丈夫な骨をつくる工夫を積み重ねていく必要があります。

恐ろしい「骨粗鬆症性脊椎骨折」

日本における骨粗鬆症の患者数は、「骨粗鬆症予防と治療のガイドライン2015年版」において、男性が300万人、女性が980万人とされています。

60歳以上では、なんと半数以上が骨粗鬆症であると推定されていますが、そのうち治療を受けているのは女性5％、男性1％にすぎないのです。

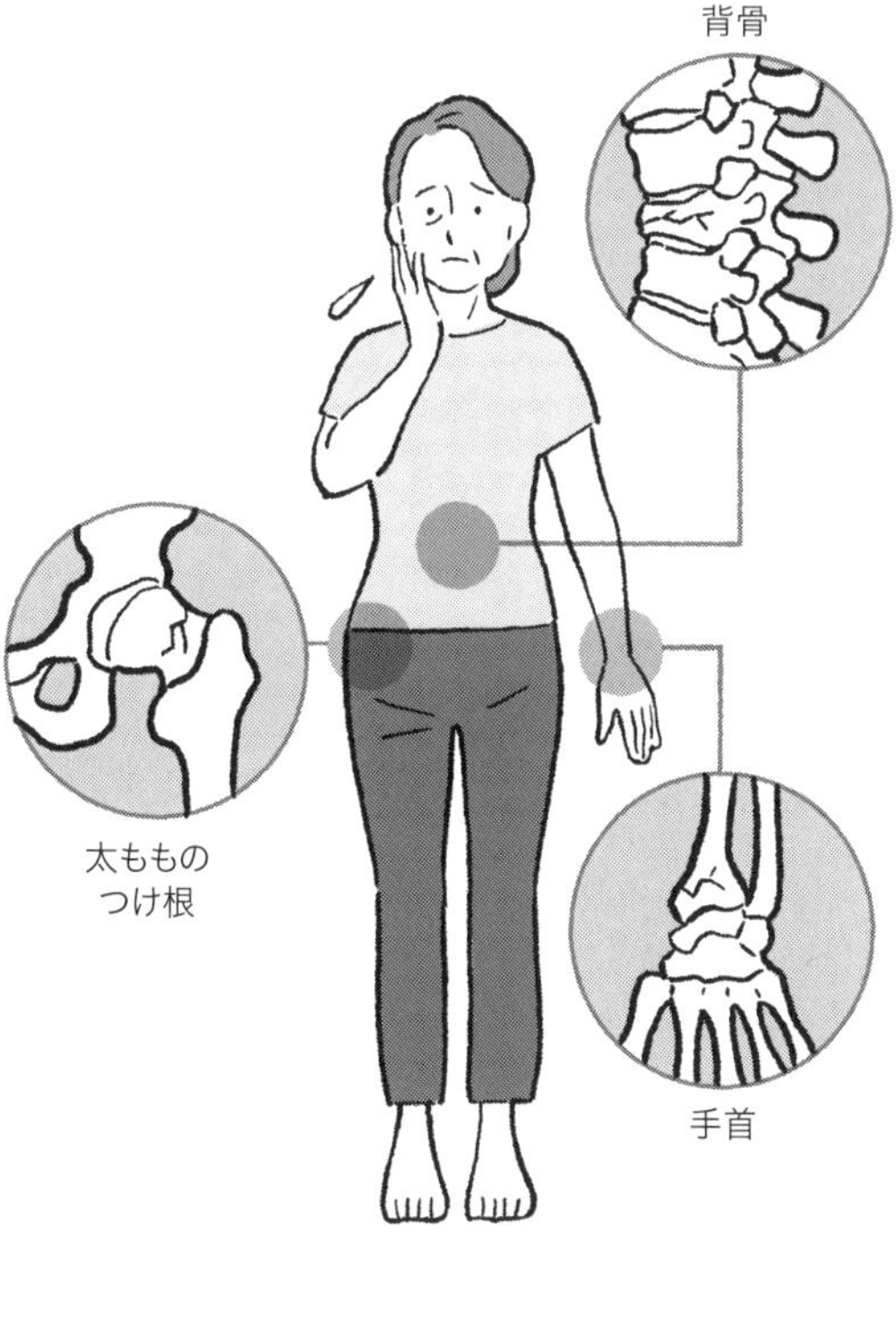

どうして治療している人がこれほど少ないかわかりますか？

これには2つ大きな理由があると考えられます。ひとつは、「年だからしょうがない」とか、「もう少し様子を見ようかな？」と思う人が多いこと。もうひとつは、「治療しても良くならないのではないのか？」という思いがあるからです。

おおよそ日本人は我慢強いので、「寝たら治るだろう」とか、「たまたまだから様子を見たほうがいい」、「きっと疲れているからだろう」などと考えがちです。

しかも、知らないうちに起きていた脊椎・椎体《ついたい》骨折の60％は、痛みのない脆弱《ぜいじゃく》性骨折（わずかな外力によって起きる骨折）です。しかし、**痛くないからといって放っておくと、いつの間にか背中が丸くなっていた、前かがみで歩くようになっていた、といったことにつながってしまう**のです。

それだけではありません。さらに残念なことに、1つめの脊椎骨折を発見した際に治療を行わないと、**1年以内に20～30％の方が新たに脊椎骨折を起こしてしまいます。**まさにドミノ倒しの状況になって、どんどん背中が曲がっていってしまうのです。

なぜ、痛みのない骨折も気にしないといけないのでしょうか。それは、背骨（椎体）の圧迫骨折があると、大腿骨頸部《だいたいこっけいぶ》骨折の発生リスクが高まるからです（Black D.M. et.al. J Bone Miner Res 14(5):821, 1999)。

脊椎骨折や大腿骨近位部骨折をした人は、骨折後の生存率のカーブが、骨折をしていない人よりも下がります。 早死にするリスクが高まるのです。これは大変なことです。

しかし、大腿骨頸部骨折をしたとき、骨折連鎖を予防するためにビスホスホネート（骨粗鬆症の治療薬）を使用した治療をすると、骨折防止効果のみならず、死亡リスクが28％軽減するというデータもあります（Lyles KW et al, N Engl J Med. 357；2007)。

もちろん、骨折しないに越したことはありませんが、いかに早く骨折を発見するかが重要なことがおわかりいただけると思います。

椎体の骨折を見つけるには、レントゲン以外の判断方法もあります。身長の縮み具合や、アームスパン(Arm span＝両手を水平に広げたときの片方の指先からもう片方の指先までの長さ)と身長との差で判断する方法です(普通は±5㎝です)。

前者では身長が4㎝縮んだら74％に椎体骨折があり(Kamimura M, Sci Rep. 2016)、後者では身長との差が5％以上あると骨折が多く見られ、重度圧潰《あっかい》による椎体骨折も見られます(Watanabe R, Saito M, Osteop Int. 2018)。

骨密度が70％より減ったら、かなり骨の老化が進んでいる

次の表は、年代別の腰椎《ようつい》や大腿骨頸部の骨密度を示しています。年齢ごとにどんどん少なくなっていくことがわかります。特に女性の場合、閉経後のホルモンの影響で急激に骨密度が低下していきます。
YAMは、Young＝若者、Adult＝大人、Mean＝平均の頭文字で、骨密度の若年成人平均で20歳から44歳までの健康な女性の骨密度の平均値がYAM値として用いられています。**70％以下を示す場合は骨粗鬆症の可能性があります。**

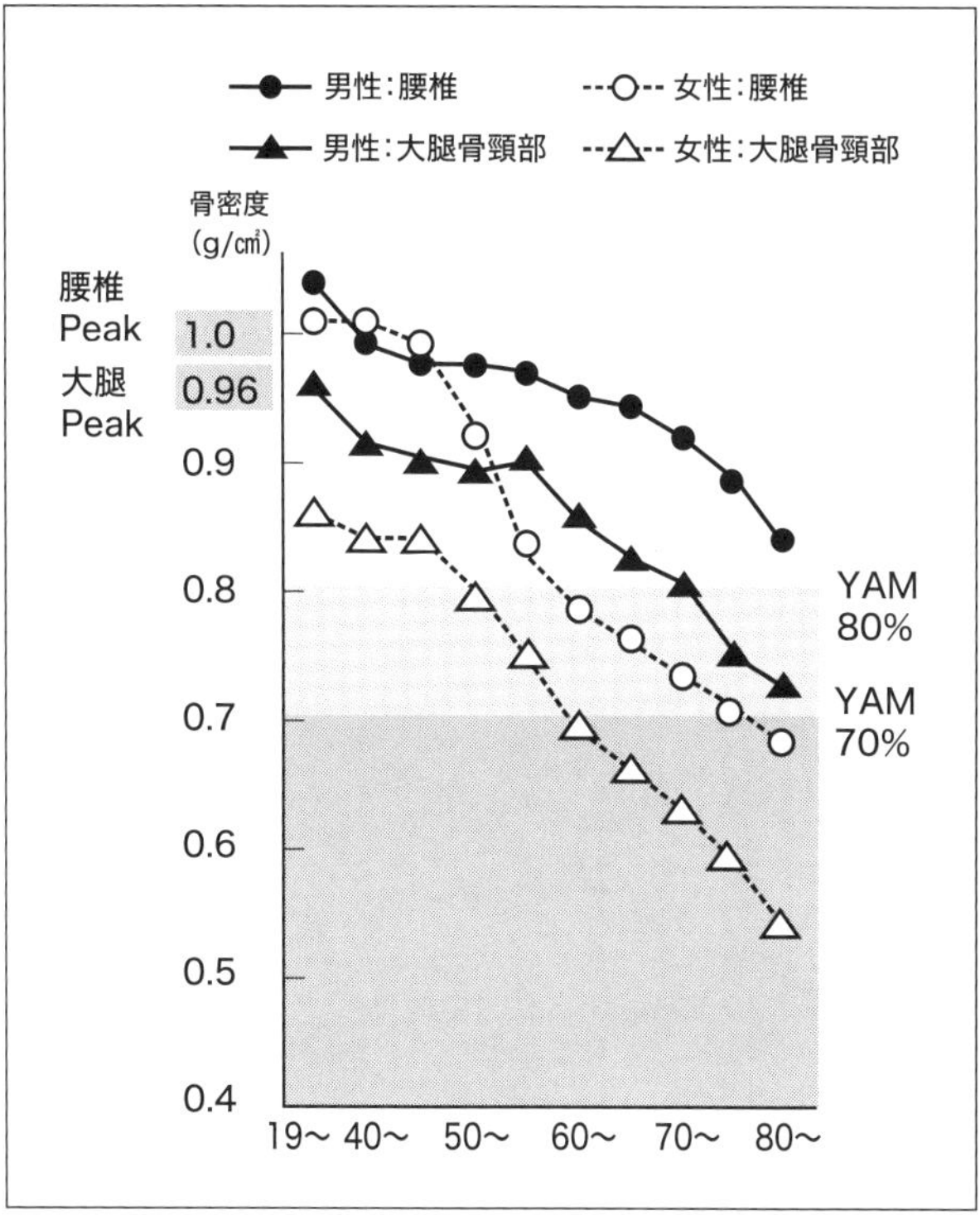

出典：日本骨代謝学会、原発性骨粗鬆症診断基準調査資料

しかしながら、近年の研究で、**男性はＹＡＭ値80％で骨折リスクが上昇するので、女性より高い骨密度でも骨折する**ことがわかってきました（Yamamoto M. J Bone Miner Res 24:702-709, 2009）。そのため、治療が必要になります。骨を強くする薬による治療が行われると、1年で骨折防止効果は50％以上になるといわれています。

私たちは、臨床での治療効果を見るのにＮＮＴ（Number needed to treat）という指標を使います。ＮＮＴは「治療必要例数」と呼ばれるもので、治療効果を得るために必要な人数のことです。１００人が必要なら１００ですから、この数値が1に近くなるほど治療が有効であるということになります。

スタチンという有名な薬剤があります。脂質異常症の治療に使われますが、この薬を心筋梗塞《こうそく》の防止に使った場合のＮＮＴは１５０以上あります。一方、**骨粗鬆症治療薬として使用した場合のＮＮＴは7〜50**なのです。処方された薬をきっちり内服すると、とてもよく効くということです。

骨に刺激が入ると、アンチエイジングに役立つホルモンが出る⁉

先ほど、丈夫な骨をつくるには運動による「重力の骨への刺激」が欠かせないとお話ししました。

岡山大学の研究で、運動により骨に刺激を加えると、「**オステオカルシン**」というたんぱく質の分泌《ぶんぴつ》が促進されることが明らかになりました。

オステオカルシンというのは、精力アップに関わるとしばしばいわれますが、認知機能の改善や筋肉の増強にも作用します。要するに、**〝若返りの物質〟として働く**のです。

また、骨を引っ張るなどして刺激すると、骨をつくる骨芽《こつが》細胞が増えることがわかっており、なおかつオステオカルシンを放出する骨芽細胞が早く出現することも判明しています。このことからも運動の大切さが見えてきます。

簡単にできて骨密度をアップする「骨活」

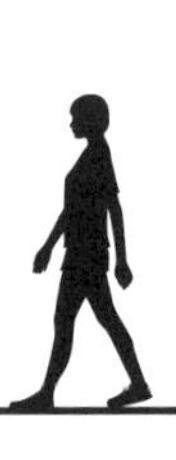

より理想的な歩行をするうえで意識すべきポイントはいくつかありますが、そのうちのひとつに「**かかとにしっかり刺激を入れる**」があります。専門的には「かかと接地（heel contact）」といい、歩行の重要な要素ととらえられています。

かかとをつくという動作にはスイッチのような役割があり、人間の体は、かかとが地面につくことに合わせて筋が活動するようプログラミングされているのです。

加齢に伴い足首の調整機能が低下し、安定性に影響することがわかっています。ですから、ウォーキングをするときや日頃歩く際に、「かかとから足をついてしっかり刺激を入れる」ことを意識することは、**骨密度を保つうえで非常に重要**といわれています。骨は刺激が入らないと、もろく折れやすくなります。

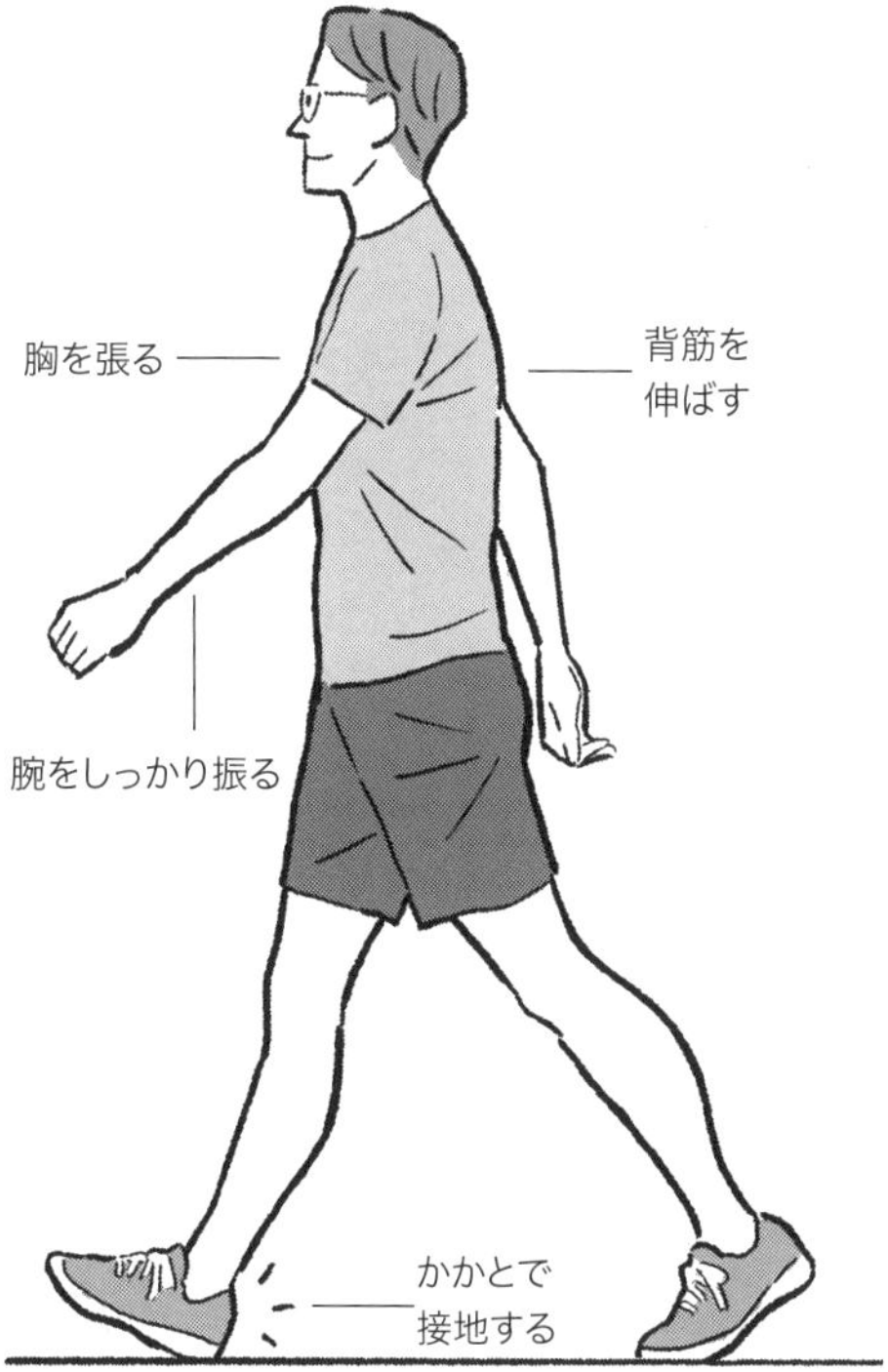

以前は、骨折の手術をすると、何週間も安静にしたあとでやっと歩き始めましたが、今のリハビリ医療ではそんなことはありません。手術をして数日もすると、車いすに乗って体重をかける練習をするのが一般的になっています。

なぜそうなったかというと、しっかり体重をかけたほうが骨癒合《ゆごう》（骨がくっつくこと）を促すことがわかってきたからです。ここからも、骨に刺激を入れることの重要性がおわかりいただけると思います。歩くときやウォーキングをする際は、かかとをしっかり地面に接地させることを意識してください。**1日に2000〜5000歩**、これを毎日ですから365日、その積み重ねは大きいです。

無理は禁物。たったこれだけの衝撃で骨は強くなる

骨密度を高めることを意識した運動はほかにもいろいろあります。骨に刺激が加わることが重要で、一般的には**骨に対して長軸方向の刺激が良い**とされています。つまり、地面に立つ、歩く、その場で足踏みをする、軽くジャンプするなど

の運動で、骨に刺激を入れるのがいいでしょう。

地面に立つ

基本となるのが図のような立位姿勢です。立った姿勢は、体重の負荷が左右に分けて半分ずつ関節や骨にかかります。まず骨に刺激を入れること、その刺激が骨密度を高めると考えてください。横になっている時間が長くなるのはあまり良くないですよね。

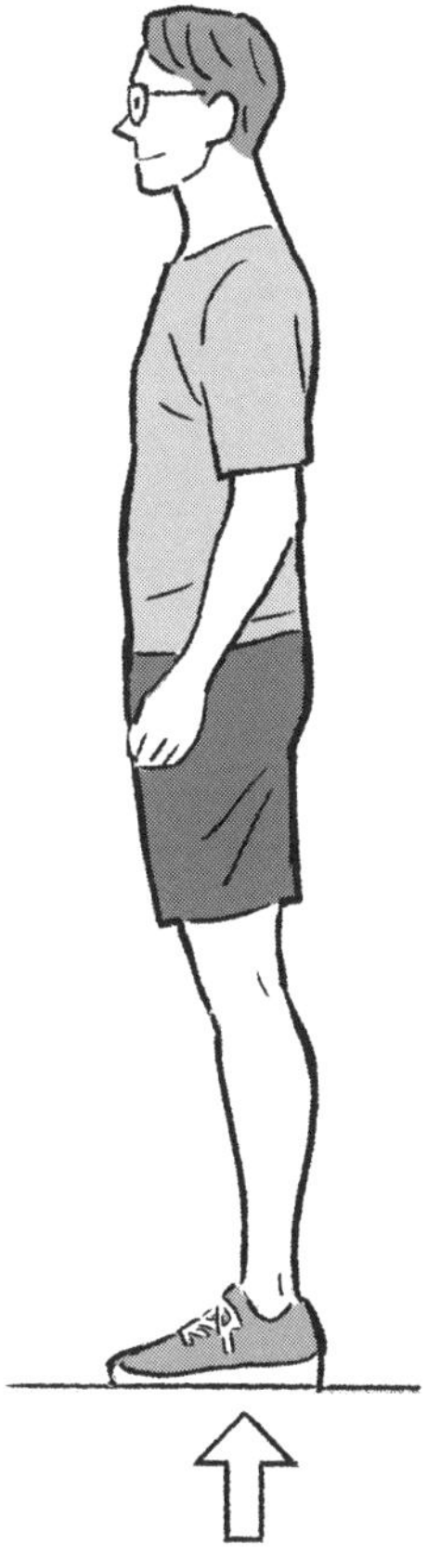

歩く

先ほども述べましたが、歩くことで骨に負荷をかけるのも骨密度を高める大きなポイントです。「かかとにしっかり刺激を入れる」ことを意識してみてください。

足踏みをする

歩くことが難しい方には、その場での足踏みをおすすめします。骨にかかる負担を意識して足全体をしっかり踏み込みましょう。

その場で軽く跳ねる

立位の姿勢から両足で蹴って体を地面から浮かせます。その後、着地するときはより強い力がかかることになります。床から少しでも浮けばＯＫです。転んだり足がもつれてしまっては元も子もありません。グラついたとき、何かにつかまれるよう配慮してください。

量だけではない。質も同じように大事にしたい

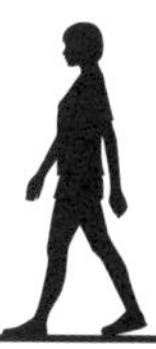

患者さんを含めたいろいろな人と骨について話をすると、「カルシウムをたくさん摂っているから問題ない」「骨密度を検査したから大丈夫」などと言う人がほとんどです。

そう考えるのも仕方ないかもしれません。ほんのひと昔前までは、医師の間でも、骨がスカスカになってしまうのは「骨の老化現象」であり、「疾患」ではないので、予防も治療もいらないと考えている人が多くいました。

世界的な骨粗鬆症の基準も、米国立衛生研究所（ＮＩＨ）が骨粗鬆症の定義を、それまでの骨密度を中心とした考え方から、「骨強度の低下を特徴とし、骨折のリスクが増大しやすくなる骨格疾患」と修正し、また、**骨強度は骨密度と骨質の**

2つの要因からなるとしてこれを重視したのは2000年のことでした。

かつて骨粗鬆症の治療といえば、骨密度を高める治療薬を処方するだけでした。しかし、骨密度が改善されたにもかかわらず、再び骨折してしまう人が後を絶ちませんでした。

そんななか、長年、骨粗鬆症の研究と臨床に携わってきた東京慈恵会医科大学の斎藤充《みつる》先生は、**骨の強さには骨密度（カルシウムの量）だけでなく、骨の質（コラーゲンの老化具合）も関係している**ことを発見し、さらに骨の質を具体的に評価する「骨質マーカー」を作り出しました。これは世界初のことです。

その結果、患者さんのコラーゲンの老化状態を判定できるようになり、その人の体質に合った治療ができるようになりました。ちなみに、コラーゲンに老化産物が多く蓄積している人は、骨ばかりか血管ももろく、骨折とともに動脈硬化も発症する可能性が高くなります。

骨質マーカーでは、骨粗鬆症の患者さんを以下の3タイプに判別します。

Ⅰ **「骨質劣化型」：骨密度が高く骨質が悪い**

Ⅱ **「低骨密度型」：骨密度が低く骨質が良い**

Ⅲ **「低骨密度＋骨質劣化型」：骨密度・骨質ともに低い**

斎藤先生によると、骨密度にも骨質にも問題ない人に比べて、**Ⅰでは1・5倍、Ⅱでは3・6倍、Ⅲでは7・2倍も骨折の危険性が高まる**そうです。

骨の質は気づかないうちに錆びつき、劣化する

前項でお話ししたように、骨の強さは外側の「骨密度」と、骨の中の質（骨質）が重要です。**骨密度ばかりに注意を払うのではなく、骨質にも注意を払わないと、高齢になるにしたがって骨折する確率が高くなる**ということです。

もう少しわかりやすく説明しましょう。前出の斎藤先生は、骨を鉄筋コンクリートにたとえています。

鉄筋に相当するのが、骨の体積の半分を占めている棒状のたんぱく質であるコラーゲン分子、コンクリートに相当するのがカルシウムです。

つまり、コンクリートがいくら立派でも、鉄筋がちゃんとしていなければ、健全な鉄筋コンクリートではないのです。コラーゲンの老朽化は建物、つまり骨の耐震強度を低下させるのです。

以前、耐震偽装が大問題になりましたが、梁《はり》が少なかったり細かったりするマンションは耐久性に問題が生じます。人の場合も同様で、骨の環境が悪い状況、つまり**高血圧や糖尿病があると、鉄骨が錆びやすくなります。**

先ほど、骨質が悪い人は「骨密度が高く骨質の良い人」に比べて1・5〜7・2倍骨折しやすいとお話ししましたが、さらに、2型糖尿病は1・2〜2・4倍、慢性腎臓《じんぞう》病は1・6〜2・6倍、メタボリック症候群は2・6倍、脂肪肝（NAFLD《ナッフルディー》）は1・3〜2・5、高血圧は1・4倍、脳卒中は2・0〜5・1倍、虚血性心疾患は2・3倍骨折しやすくなります。つまり、**生活習慣病のある人は、いくら骨密度が高くても安心してはいけない**ということです。

食事への配慮も骨の健康には欠かせない

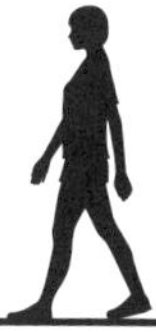

一般的に年齢とともに体力は落ちていきます。筋量も同じです。運動をして筋力をつけようとしても、栄養状態が良くないと筋量はつきません。

筋量をつけるためには、たんぱく質をしっかり摂ることが重要になります。また、たんぱく質の摂取量が少ないと、骨密度低下を助長させてしまいます。

たんぱく質は、**肉類・魚介類・卵類・大豆製品・乳製品**に多く含まれています。

1日にどのくらいの摂取が必要かというと、日本サルコペニア・フレイル学会の『サルコペニア診療実践ガイド』では、サルコペニア（加齢に伴う筋力の減少）対策として、**体重1kgあたり1・2〜1・5g程度**となっています。体重60kgの高齢者なら1日72〜90gです。

当然、量を多く摂ると、総カロリーが増えます。1日の摂るべきカロリーの中でうまく調整することが大切です。その際は文部科学省の食品成分データベース（https://fooddb.mext.go.jp/）を参照するといいでしょう。

二言目にはダイエットという人がいますが、**きっちり摂るものを摂らないと、長い人生ですから後悔することになりかねません。**

ご参考までに、代表的な食品に含まれるたんぱく質量を次ページに挙げておきます。

ちなみに、骨や腱などをつくるたんぱく質の多くはコラーゲンです。そしてコラーゲンを構成するアミノ酸の生成には**ビタミンC**が必要です。

実はこのビタミンCの摂取が意外とやっかいです。というのも人にはビタミンCを合成するのに必要な酵素がないので体内では合成できません。ですから食事などによって外から摂取しなければならないのです。

鶏もも肉 約1/3枚(80g)
たんぱく質 15.2g

豚もも肉(80g)
17.7g

牛もも肉(80g)
17.0g

鶏ささみ約1本半(70g)
16.1g

鶏むね肉 約1/3枚(70g)
16.3g

鮭1切(80g)
17.8g

ぶり1切(80g)
17.1g

さば1切(80g)
16.5g

まぐろ刺身5切(60g)
15.2g

かんぱち刺身5切(60g)
12.6g

卵1個(可食部50g)
6.2g

納豆1パック(40g)
6.6g

木綿豆腐100g
6.6g

シーチキン35g(1/2缶)
6.2g

牛乳180㎖(コップ1杯)
5.9g

ヨーグルト2個(80g×2)
5.8g

プロセスチーズ1枚(18g)
4.1g

ロースハム2枚(13g×2)
4.3g

絹ごし豆腐100g
4.9g

かまぼこ2切(15g×2)
3.6g

ちくわ1本(30g)
3.7g

出典：文部科学省「日本食品標準成分表 2015 年版」

骨量の減少はカルシウムの減少から始まる

骨量つまり骨密度は、成長とともに増えていきます。身長が伸びるのと正比例するように、幼稚園児ぐらいから高校卒業までの間はものすごく骨量が増加し、**20歳頃にピークを迎えます。**

その後は低下していくので、ピーク時までに最大骨量をできるだけ上げておくことが求められます。

女性は女性ホルモンの影響を受けるため、閉経によりさらに低下が著しくなります。だから、長生きすることを念頭に置いて、**若いときから対策をしておかないと、死ぬまでの10年間は誰かの世話になる必要が生じてしまう**のです。このことは平均寿命と健康寿命の差が教えてくれています。また、平均寿命に比べると健康寿命の男女差が小さいのは、このあたりにも要因があるのかもしれません。

ついでにいえば、要支援の大半の原因は骨関節疾患です。ここからも骨や筋肉を強くしておかないとだめだということになります。

では、骨や筋肉を強くするためには、どんなことを心がけたらいいのでしょうか。

骨の主成分はカルシウムですから、カルシウムを摂ることを心がけないといけません。さらに、**摂取したカルシウムを効率よく体に取り込むために、ビタミンDやビタミンKをはじめとする栄養素も摂る**必要があるでしょう。

日本人は慢性的にカルシウム不足であるといわれています。カルシウムはもともと体内への吸収率があまりよくない栄養素です。そのうえ、日本の国土は火山灰地が多く、カルシウム含有量が多くないのです。

厚生労働省の「日本人の食事摂取基準（2020年版）」によると、**1日あたり男性で700〜800mg、女性で600〜650mg**の摂取が推奨されていますが、現実には理想からはほど遠く、2019年の「国民健康・栄養調査」によると、全年代の1日の平均摂取量は男性520mg、女性509mgとなっています。

特に60代以降では骨粗鬆症のリスクが高まりますから、この推奨量を目標にカルシウムを摂ってほしいと思います。

ただ、自分が一日にどれくらいのカルシウムを摂っているかはなかなか実感できないでしょう。一度、食品成分表などでどのくらいの量を摂っているか確認するのも大事だと思います。

同様に考えていいのがビタミンD不足です。

私は、中学1年生から身長は伸びていませんが、恰幅だけはとてもいいです。好き嫌いなく何でも食べます。しかしながら、数年前にレジリエンスの仕事をしていた頃にビタミンDの測定をしたところ、欠乏症と判断をされました。数人の恰幅のいい教授たちの測定もしましたが、みな欠乏症でした。それ以来、意識的にビタミンDを摂取したところ、正常範囲になりました。

1000人以上の女性を対象に、血中25-OH-Dという値の濃度が20ng／mℓ（通常30ng／mℓ）以下であるビタミンD不足の人がどのくらいいるのかを調べたところ、30代以下では約30％でしたが、驚くことに**40歳以上では約半数、80歳以上では7割近くがビタミンD不足**であることがわかりました。日本人は慢性的なビタミンD不足の人が多いということです。

ビタミンC・D・Kも食事から摂ろう

骨密度を低下させないためには、カルシウム、ビタミンC、ビタミンD、ビタミンKなど、骨の形成を促進する栄養素を積極的に摂ることです。代表的な食品を挙げておきます。

●カルシウムをたくさん含むもの

大豆製品、牛乳・乳製品、小魚、干しエビ、小松菜、チンゲン菜など

●ビタミンCをたくさん含むもの

イチゴ、レモン、パセリ、パプリカ、ピーマン、ゴーヤなど

●ビタミンDをたくさん含むもの

サケ、ウナギ、サンマ、イサキ、カレイ、干しシイタケ、キクラゲ（乾）、卵など

●ビタミンKをたくさん含むもの

納豆、ホウレン草、小松菜、ニラ、ブロッコリー、キャベツなど

特にカルシウムとビタミンDを同時に摂ることで、腸管でのカルシウム吸収率が良くなります。

また、日光浴でビタミンDがつくられることをご存じですか？　カルシウムの吸収を助けるビタミンDは、紫外線を浴びることで体内でもつくられるのです。夏の場合は木陰で30分ほど涼んでいれば大丈夫です。冬なら1時間ほど散歩をすればいいと思います。その際、紫外線対策も忘れずに。

逆に控えめにしたい食品としては、スナック菓子、インスタント食品、アルコール類、カフェインなどが挙げられます。むろん、喫煙も好ましくありません。

第4章

「貯筋」で容赦ない老化にブレーキを

筋量低下を防ぐ

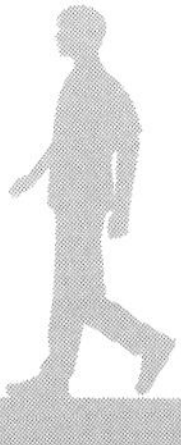

50歳を過ぎたら、〝貯筋〟に励んだ者勝ち

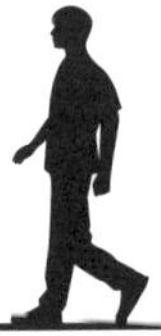

筋は線維の束でできています。この線維の数は一生変わらないとされています。

この筋線維の一本一本が太くなるのが、「筋肉がつく」ということです。

筋線維はとても細くできているので、少し動かすとすぐに傷ついたり切れたり損傷してしまいます。しかし、切れた線維筋は体内のたんぱく質などによって即座に補修されます。

この**「動かす→損傷する→補修する」を繰り返すことで筋は強くなり、一本一本が太くなる、つまり筋肉がつく**のです。

筋肉は、放っておいたら落ちる一方

筋は20代までに爆発的に成長します。この成長期ともいうべき時期は、さまざまな臓器が成熟していきますが、筋も同様で、使えば使うほど筋量は増えていきます。

しかし、いくら成長期だからといって、筋を動かさなければ、放っておいても筋肉隆々《りゅうりゅう》になるわけではありません。

成長期にいかに運動し、それによって筋を強くするかが重要です。実は、**40代になるともうあまり成長しません。**次第に代謝、つま

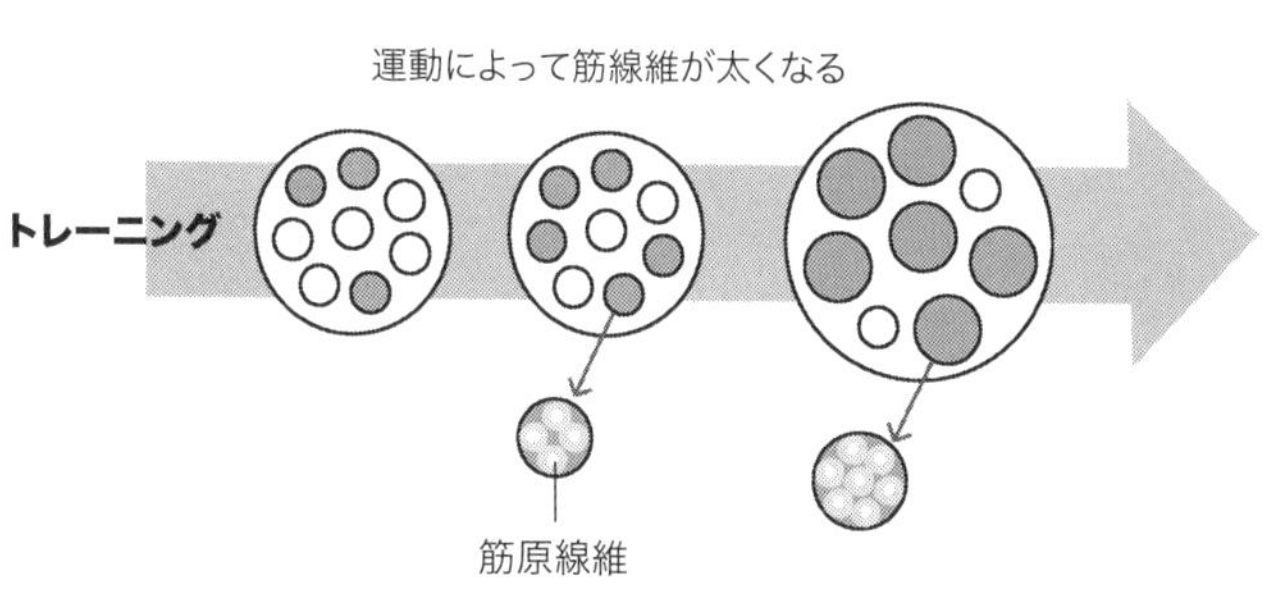

り血液の循環は減り、骨も痩《や》せていくからです。

筋は学生時代が一番動いていた、と実感しておられる方が多いかと思います。しかし、毎日忙しくしていると、ある程度の運動はできても、学生時代のようにはいかないでしょう。子どもの頃は毎日飛び跳ねていたのに、年を取るにしたがって動くのが億劫になっていくのが普通だと思います。

たとえ若いときにつけた筋力が高くても、その後、運動習慣がなくなれば筋力は次第に低下します。**関節や体をあまり使わない状態が続くと、筋は次第に痩せていきます。**

逆に、若いときにあまり運動をしていなくても、ある程度年を取ってから運動をしたらそのぶん筋力は強くなります。〝立場〟が逆転することもあるのです。

若いときにつけた筋を〝貯筋〟などといいますが、何もしなければ、貯筋は徐々に減っていきます。「いつまでもあると思うな、親と貯筋」というわけです。

逆にいえば、貯筋を減らさないためには、運動を続ける必要があるということです。もっといえば、がんばりようによっては30〜40代からでも貯筋は可能ということです。

筋肉には速筋《そっきん》、遅筋《ちきん》の2つのタイプがある

筋線維は大きく分けて速筋と遅筋という2つがあります。

名前からも想像がつくように、速筋はすばやく収縮できる筋肉です。短距離走やウエイトリフティングなど瞬間的に強い力が求められる動きで使われます。瞬発力はありますが、持久力には乏しく**疲労しやすい筋肉**です。

一方、遅筋は、ゆっくり収縮する筋肉です。速筋とは真逆で、長距離走など持久力が求められる場面で使われる、**疲労しにくい筋肉**です。

当然、両者の鍛え方は違ってきます。**速筋は大きな負荷を短時間（少ない回数）かける**こと、遅筋は**小さな負荷を長時間（継続して）かける**ことが鍛えるポイン

トになります。

瞬発力の速筋、持久力の遅筋。もちろんどちらも必要な線維筋ですが、若い頃は速筋に目が行きがちかもしれません。たとえば、ウエイトトレーニングをしてマッチョな体をつくる。そんな場面では、短時間で大きな負荷を体にかける必要があるので、速筋の出番となります。

若い頃は〝貯筋〟も豊富にあるので、速筋を多く鍛えてもべつだん問題は起こりませんが、年を重ねるとそうはいきません。バランスを考慮せずに昔と同じ気持ちでウエイトトレーニングなどをすると、〝貯筋〟が減っている身では、たちまちひざや腰を痛めてしまうことになりかねません。

筋力強化で大事なことはバランスが取れていることです。**速筋を鍛えることばかりに夢中になるのは、決してほめられた話ではありません。**筋をゆっくり動かす練習も交えることが理想です。日常では、座る、立つ、歩くといった、比較的ゆっくりした動作が頻繁に繰り返されます。こんな場面では当然、遅筋が多く使われます。ですから、遅筋を鍛えることで筋肉を長時間使っても疲れにくい体をつくることができます。

おすすめはウォーキングなどの有酸素運動です。その際、**できるだけ体をゆっくり動かす**ようにしてください。そう意識するだけでより高い効果を得ることができます。

ちなみに、筋肉に占める速筋と遅筋の割合は生まれつき決まっているそうです。いくらトレーニングをしても、その比率はほとんど変わらないといわれています。しかし、それぞれを鍛えることで線維筋を太くすることはできます。

遅筋をどう鍛えるかで残りの人生が大きく変わる

年を取ると、若い頃とは違って、激しい動きが求められるスポーツをしなくなりますよね。というより、若い頃のようにはできなくなります。生活の場面でも、急いで駅まで走ったり、小さな子どもの世話をすることも減ると思います。

もちろん、若い頃と変わらずテニスやサッカーを毎週続けている方もいらっしゃるかもしれません。でも、**「やっている」こと自体は同じでも、その中身は昔とは違ってきている**のではないでしょうか。それでいいのです。

中年以降、大事になるのは、加齢に伴って低下していく筋力をうまく調整することです。それには遅筋を鍛えるほうにシフトすることがおすすめです。**ゆっくりとした動き、振動を抑えるような運動を行うことが、転倒やケガの予防につながります。**

近年、巷では女性を中心に、ヨガが一定の人気を保っているようです。私はヨガに詳しいわけではありませんが、呼吸法であったりゆっくりな動きであったり、ヨガの動きは体を調整するといった点で理にかなっていると思います。

付け加えれば、加齢に伴って時間に追われたり急いだりすることもあまりなくなるわけで、むしろ固定力を高めるうえでも、ゆっくりとした運動を継続的に行うことが望ましいでしょう。

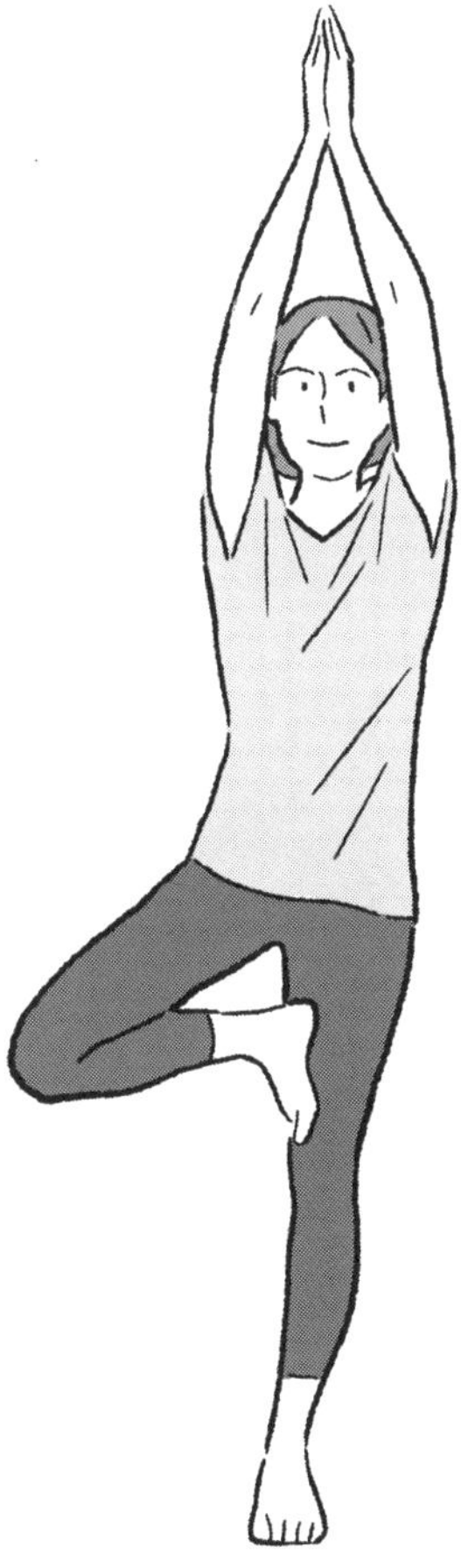

50代からの「慈恵医大リハビリ科式」楽々筋トレ

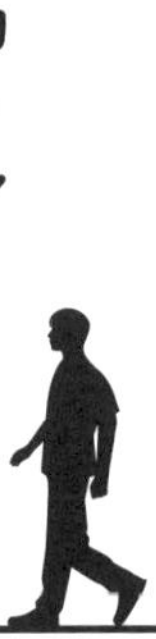

人間にとって歩くということは誰に習うわけでもなく、遺伝子情報をもとに慣れながら習得されます。ですから、ケガや病気をして病院でお世話になったときに初めて歩き方を習ったという方は多いと思います。

加齢とともに筋力が少しずつ低下するのは仕方ないことです。ふとしたときにひざを伸ばす筋の収縮が思うようにできず、ひざがガクッとなる「ひざ折れ」が出たり、歩いているときにつま先が地面に引っ掛かったりする「つまずき」が増えてくるかもしれません。

これらは放置すると、転倒したり階段を踏み外したりして骨折につながることもあります。しかし、**ある程度の運動習慣を身につけ、筋力を高めることで防ぐ**

ことができます。

では、どんな運動がおすすめなのか説明していきましょう。

長く続けるために！　一日おきに30分がちょうどいい

筋力を高めるには、筋を収縮させることが何より重要です。**関節を曲げて筋を収縮させることを何回行うかで、筋の太さは決まる**と思ってください。

そのため、トレーニングとしてきつめの運動をすることは有効です。しかし、いきなり1時間も2時間もひたすら筋力トレーニングをするのはおすすめできません。なぜかといえば、筋が疲労したままトレーニングを続けると、炎症を起こしたり靭帯《じんたい》などを断裂することもあるからです。また、痛みが出る可能性もあります。

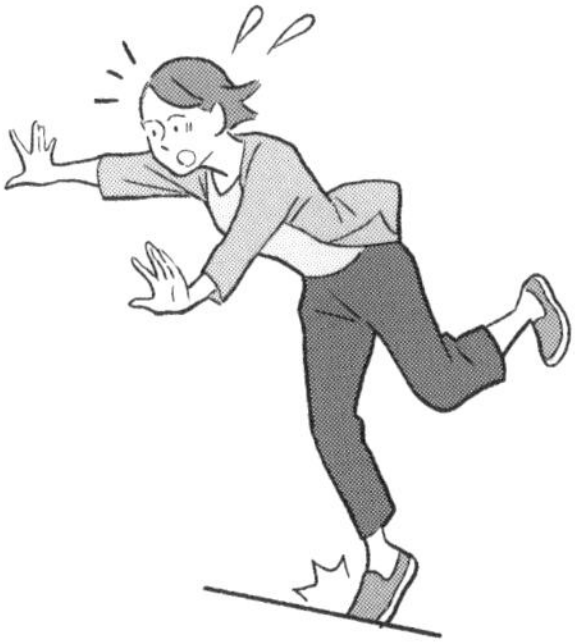

中高年には中高年なりの「適量」というものがあります。無理にがんばろうとせず、**一度に30分程度、それを一日おきに行ってください。**

ポイントは、いかに継続させるかにあります。薬を飲むときも同様で、継続することでようやく作用します。いきなりトレーニングをがんばりすぎて、翌日疲れや痛みが出てそのままやめてしまったというのでは残念すぎます。毎日行うほうが効果的ですが、無理したあげくに継続できなくなってしまっては元も子もありません。

疲れにくい体になる「大殿筋《だいでんきん》」トレ

安定した歩行に大きく関与しているのが、足関節と

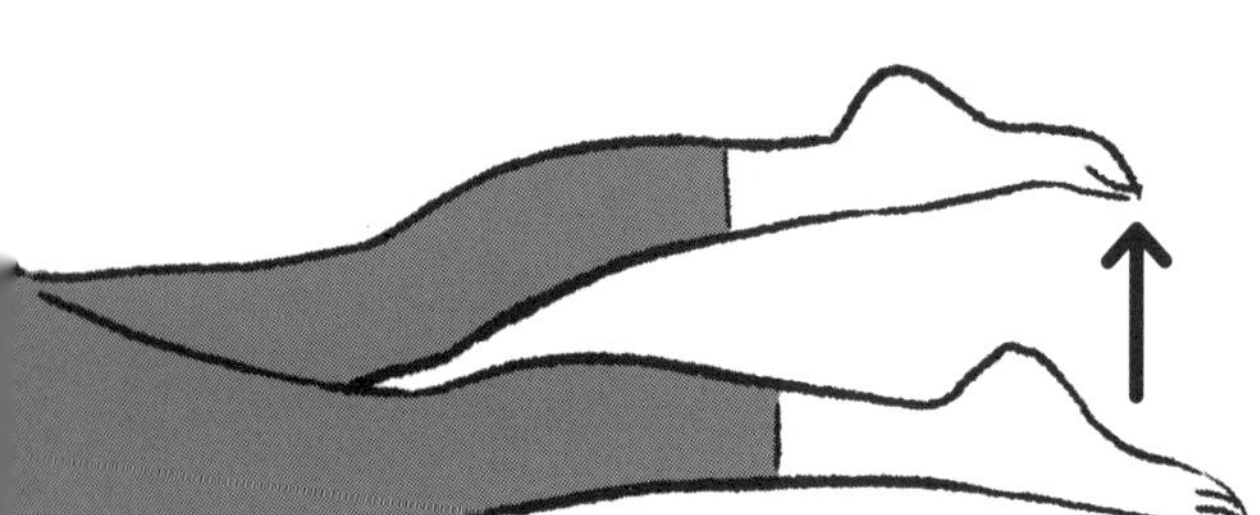

股関節であることが最近の研究でわかってきました。特に**体の重心に近い股関節をしっかり固定できるかどうかが、年齢を問わず安定性に大きな影響を与えている**といえます。

股関節を鍛えるトレーニングとして代表格ともいうべきものが足を持ち上げる運動です。この股関節を伸展、股関節を後ろに反らす作用を持つのがお尻の筋肉である大殿筋です。

うつ伏せで寝転がって足を持ち上げると、お尻の筋肉が隆起するのがわかるはずです。歩きでは、体を前に移動させるという大きな役割もあります。体を前方に運んでくれる筋肉なので、歩きがラクになる部位です。鍛えるには、うつ伏せになり、ひざを片方ずつ伸ばしたままで足を持ち上げてください。

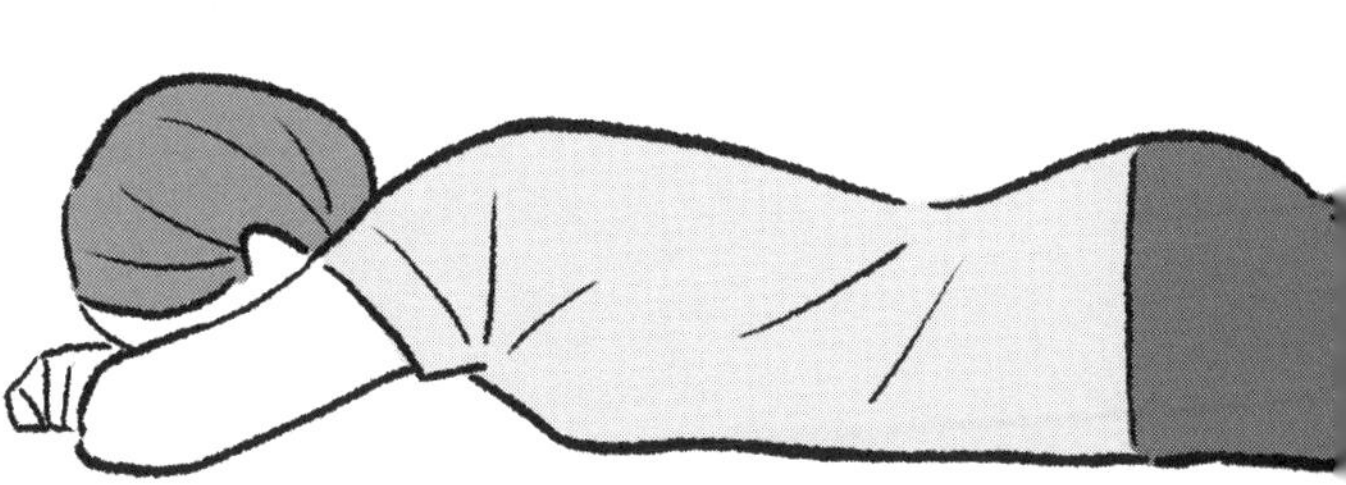

このとき、**ひざをしっかり伸ばす**ことが重要です。ひざを曲げると、ひざを曲げる筋肉であるハムストリングスに力が加わってしまうからです。おそらくひざを伸ばした状態と比べてラクに持ち上がると思います。

上半身はリラックスした状態で。持ち上げるだけで効果が期待できます。片方の脚は体重の15％程度に相当します。体重60kgの人であれば、9kgの重さを持ち上げることになります。

背中の丸まりをリセットする「背筋《はいきん》」トレ

「背中の丸まり」には、実は種類があります。

・前方向に倒れるように背骨が丸くなる
・肩が内側に入って丸くなる

という2つです。

肩が丸くなるというのは猫背や円背《えんぱい》の方に共通していて、背中が丸く見える大きな要因のひとつです。加齢に伴って肩甲骨が外側に移動することで丸くなります。

改善するには、胸を張ることです。**まず両手で〝前へならえ〟のポーズをしましょう。そこから胸がしっかり張れるくらい後ろに反らしていきます。**

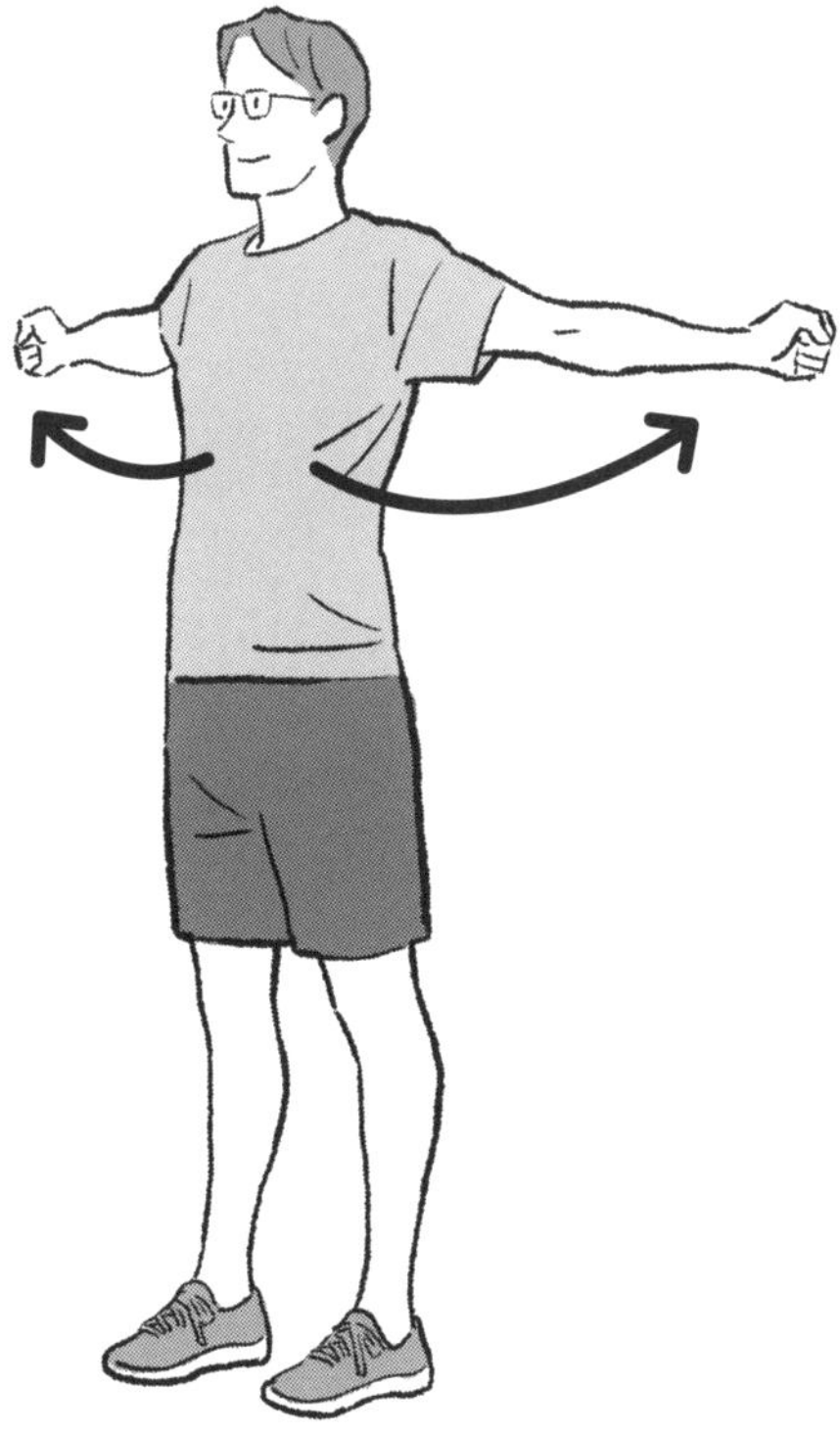

年を重ねると、多くの方は背筋をピンと保つことが難しくなります。これは、頭の重さが年を重ねてもほとんど変わらないのに対して、背筋をはじめとする筋は徐々に弱くなっていくことが原因です。要するに、背筋で頭を支えられなくなっていくのです。

しかし、背筋を鍛えることで今よりも強くすることは可能です。

背筋は背中にある筋で、背筋群として示されます。子どもの頃に「腹臥《ふくが》上体反らし」として測定したのを覚えていますか。**うつ伏せになり、手を体の後ろで組んで上体を持ち上げる**ことで背筋群は鍛えられます。足は押さえてもらってもそのままでも結構です。床からあごが浮くくらいでも大丈夫です。

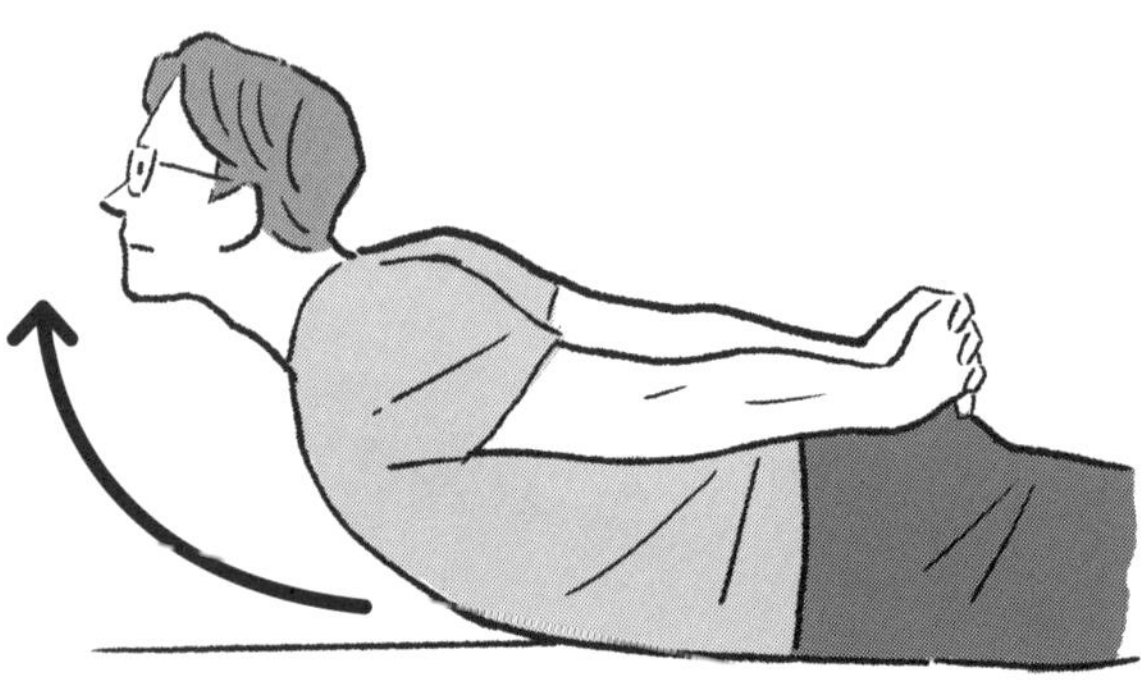

歩行困難になりたくないなら「大腿四頭筋《だいたいしとうきん》」トレ

太ももの前面に位置する大腿四頭筋は、下肢の筋肉の代表格といってもいいでしょう。ひざ関節の伸展機能をつかさどる筋肉で、立ち上がりや歩行速度に関わっています。

イスに座ってひざを伸ばします。伸ばしたところで数秒キープして、ゆっくりと下ろしてください。

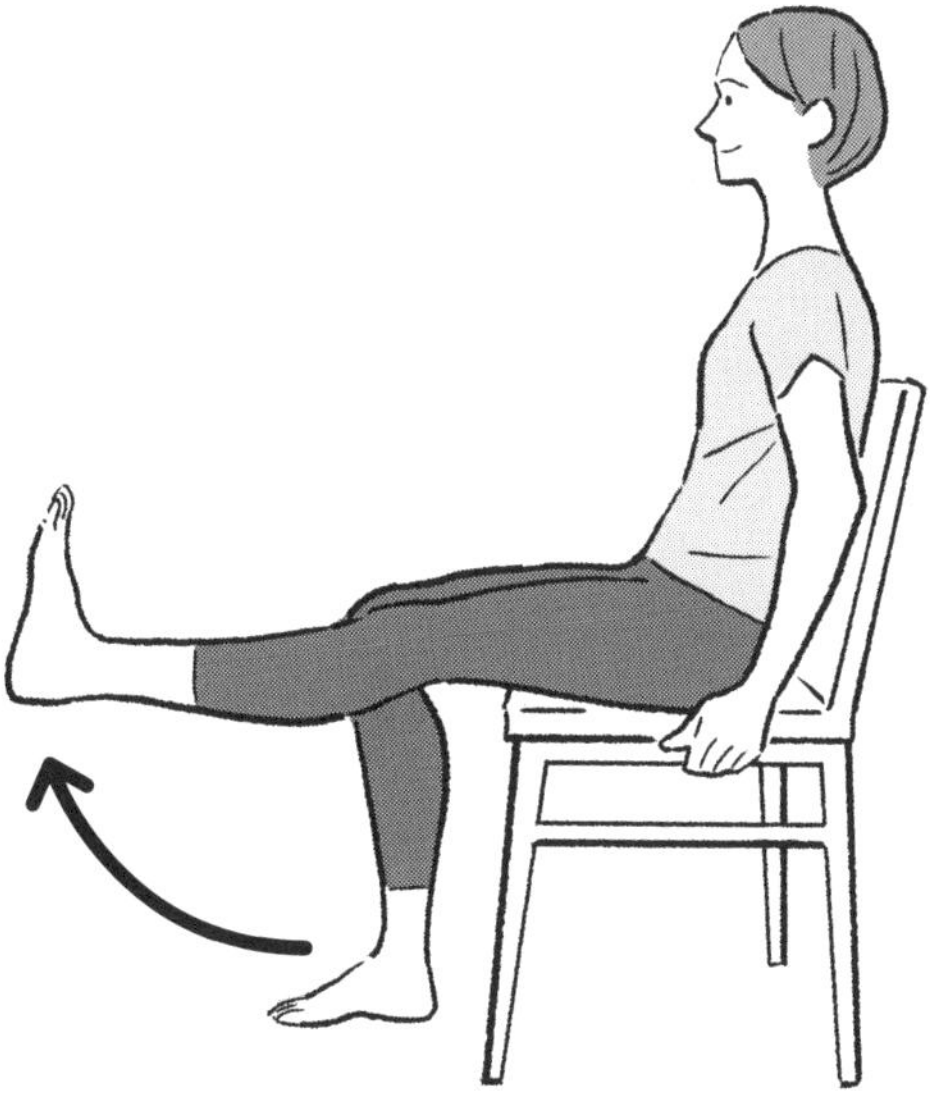

ひざ下の足の重さだけでは物足りないという方は、足首に錘《おもり》を巻きつければ効果が高まります。あるいは立った姿勢からひざを曲げる、いわゆるスクワットをするとこの大腿四頭筋に負荷がかかります。ご自分のペースで強度を調整してください。

股関節の動きを快適にする「内転筋《ないてんきん》と外転筋《がいてんきん》」トレ

太ももの内側にある内転筋は足を閉じるときに働く筋肉です。一方、外転筋である中殿筋《ちゅうでんきん》は逆に足を開く動きに関与しています。片足で立ったとき、左右の安定を図るのが内転筋と外転筋です。

簡単にできるのは、**床に寝て脚を開いたり閉じたりする運動**です。しっかり強化するには、内転筋なら、寝た姿勢か座った姿勢でひざの間にボールを挟んで押し潰す運動がいいでしょう。

外転筋は足の重さを利用して鍛えるのが一般的。仰向けに寝て、両脚を広げる運動がおすすめです。

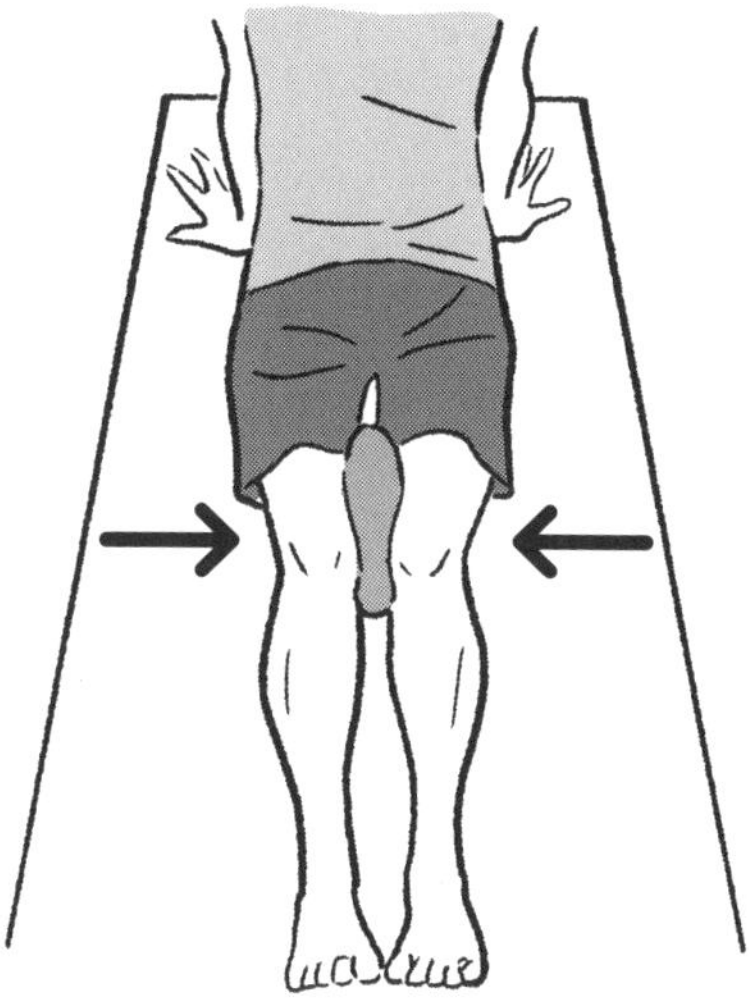

内転筋強化

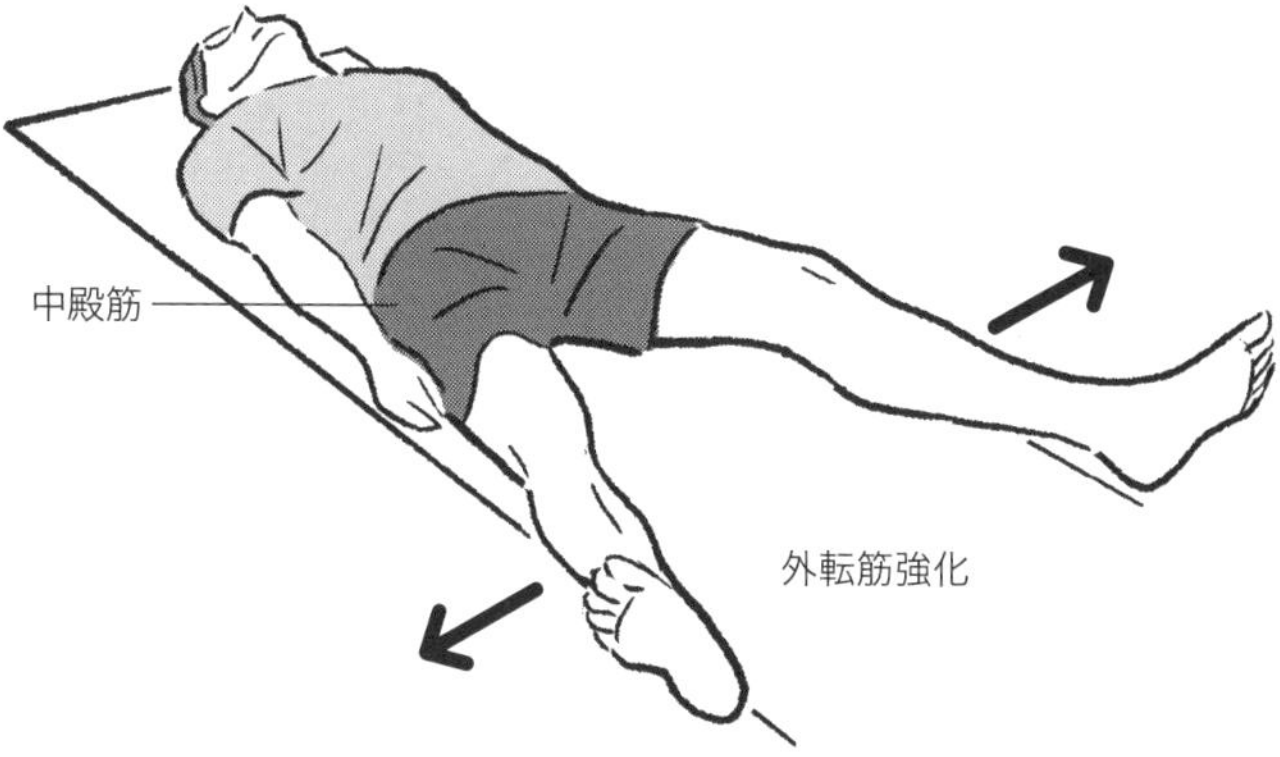

外転筋強化

ひざ関節への負担が軽減される「下腿三頭筋《かたいさんとうきん》」トレ

ふくらはぎの筋肉は、腓腹筋《ひふくきん》とヒラメ筋という2つで構成されています。腓腹筋はふくらはぎで最もふくらみのある筋肉、ヒラメ筋はその下層に位置する筋肉で、大部分が腓腹筋におおわれています。2つを合わせて下腿三頭筋といいます。主に足首の関節を曲げる動作をつかさどっています。

また、下腿三頭筋は、「第二の心臓」とも呼ばれています。下半身の血液を重力に逆らって心臓に送り返す際に、下腿三頭筋がポンプのように収縮する（これを「骨格筋ポンプ」といいます）役割を担っています。

壁に手をついて、爪先立ちになることで強化できます。トレーニングでは両足同時について行ってかまいません。

ちなみに健常者を対象とした標準値は、片足ずつ25〜30回となっています。転ばないように必ず何かにつかまって行ってください。

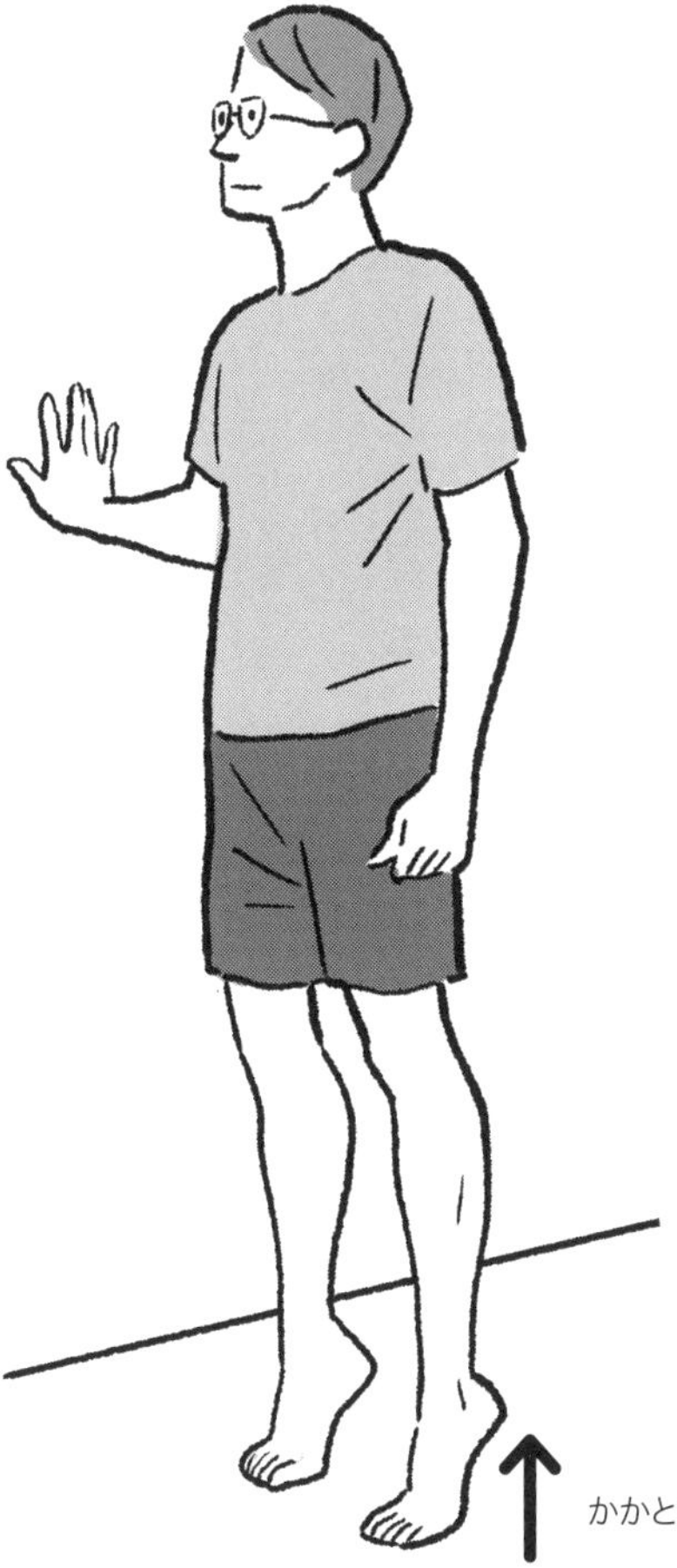
かかとを上げる

腰の凝りや痛みを解決！　「腹筋《ふっきん》」トレ

腹筋とは、腹部にある「腹直《ふくちょく》筋《きん》」を指します。背筋と腹筋とで体の前後の安定性を保っています。腹筋には骨盤を安定させる働きがあるので、弱まると骨盤が後ろに倒れて腰痛を引き起こす可能性があります。

腹筋の強化で最も簡単なのが、**仰向けで寝た姿勢からひざを立てておへそを覗き込むように首を持ち上げる運動**です。可能な

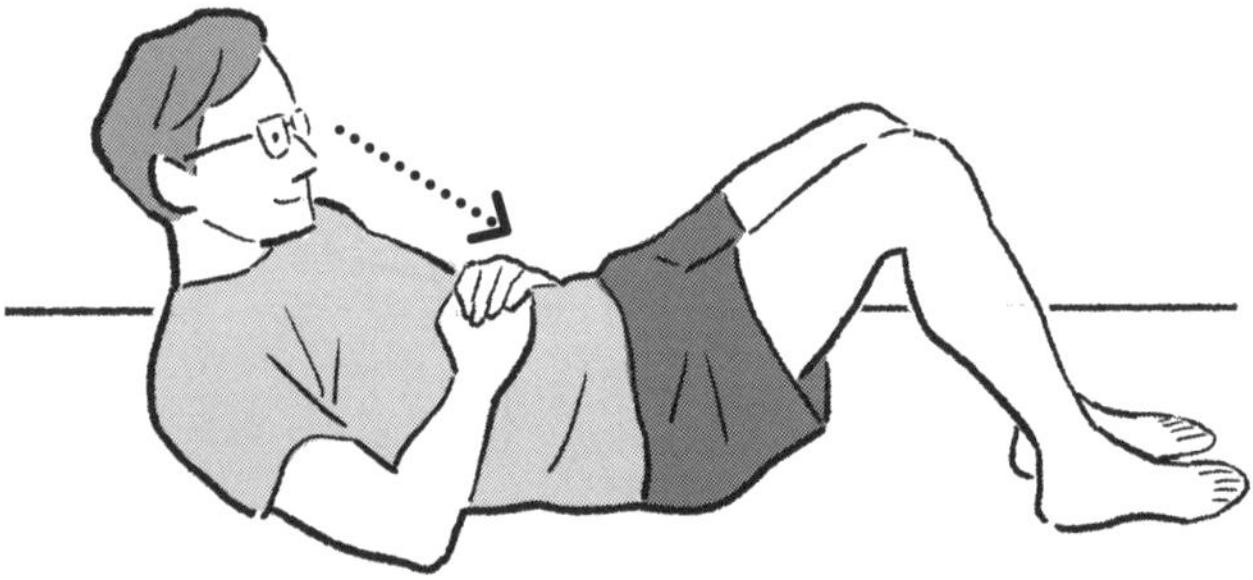

ら上体を持ち上げてください。

このとき、ひざは立てたままにします。ひざを伸ばして行うと腰に負担がかかるため、必ずひざを立てて行ってください。

イスに座った姿勢でも腹筋強化は可能です。**手で座面をしっかり持って、両足を少し持ち上げてみましょう。**10秒、20秒とキープすることで腹筋強化ができます。

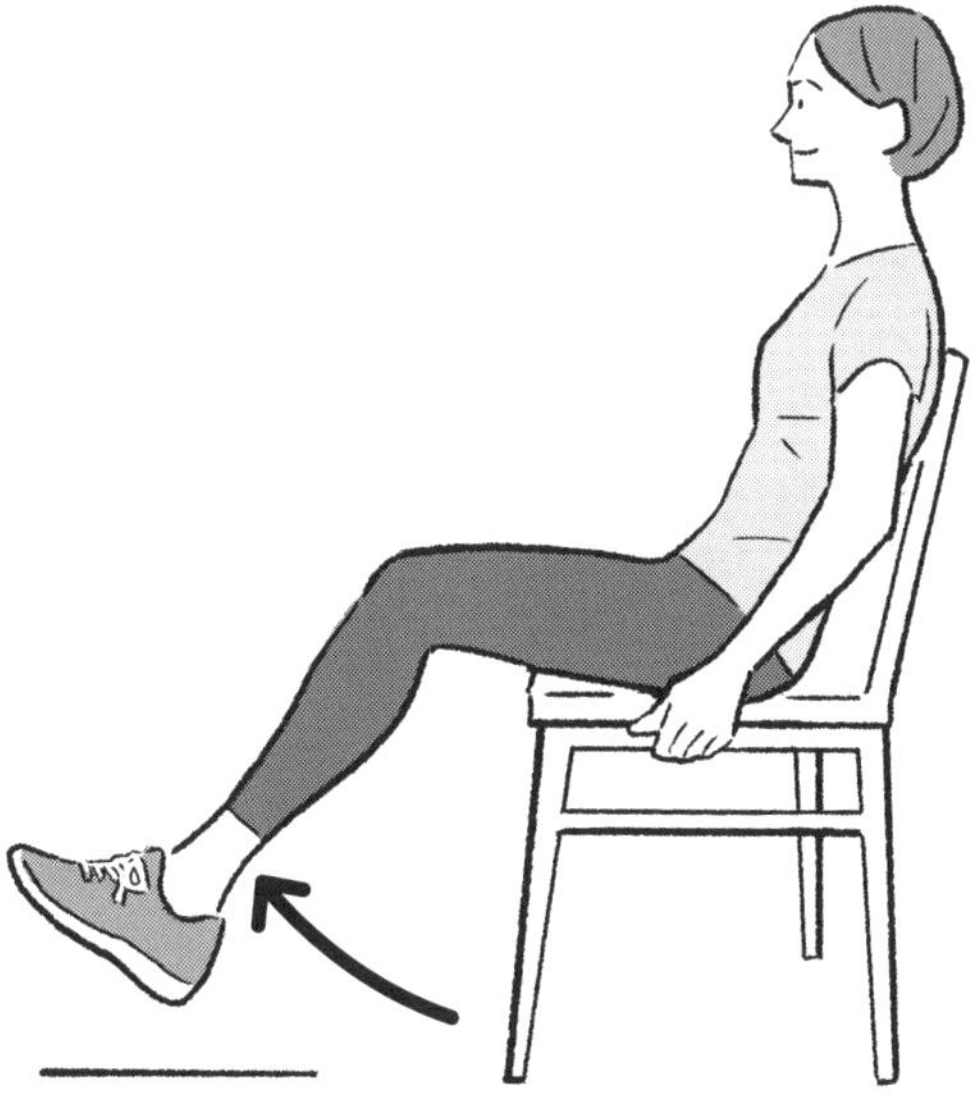

70代になっても筋肉は貯められる！トライしてみよう

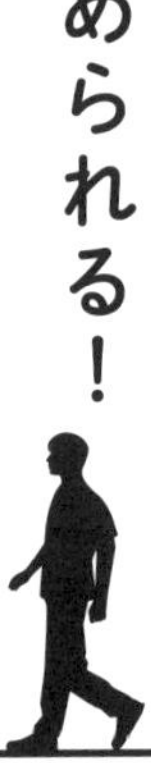

すでに述べたように、私たちが日常的に行っている、一定時間立ち続ける、歩き続けるといった動作は、重力に逆らうことによって成り立っています。それを可能にしているのは筋肉です。ですから当然、日常生活を維持、向上させるためには、筋肉を鍛えたり整えたりする必要があります。

なかでも、下がりやすい重い頭を垂直に保つための頸《けい》部から背《はい》部の筋、頭が下がることで丸まってしまいやすい背中をシャキッと保つ腰背《ようはい》部の筋など、特に**背面にある筋群をしっかりと収縮、運動する習慣をつける**ことが重要です。

といっても、激しい運動が必要なわけではありません。普段の生活にほんの少しだけ持ち物を増やす感覚で運動を取り入れてください。これだけでも、しない人と比べて確実に筋力を高く維持することができます。

残念ながら筋力は年々低下していきますが、それは活動量の低下とも関係しています。ほんの軽い気持ちでいいので、始めてみましょう。

ガチガチのもも裏がやわらかくなる「ハムストリングス」トレ

ハムストリングスは、太ももの裏側にある筋肉で、大腿二頭筋《だいたいにとうきん》、半腱様筋《はんけんようきん》、半《はん》膜様筋《まくようきん》という3つの筋肉の総称です。主な作用は、ひざの関節を曲げることです。

歩行におけるハムストリングスの作用は、**振り出した足をついたときに、ひざ折れせず安定して体重を支える固定性を高める**ことにあります。また、足を振り出す際には股関節を持ち上げる動き、足首を上に持ち上げる動き、さらにひざを曲げる動きが必要になりますが、ハムストリングスはこのうちひざを曲げる役割を担います。

人の体の前にある筋肉と比べて、背面にある筋は筋力強化がおろそかになりがちです。良い姿勢を保ち、歩きやすさを高めるために、ハムストリングスを習慣的にトレーニングすることを推奨します。

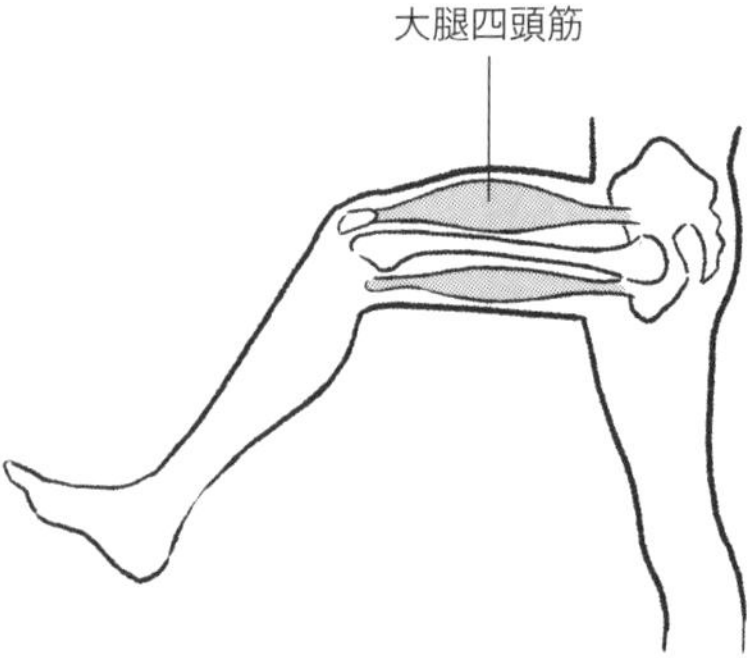

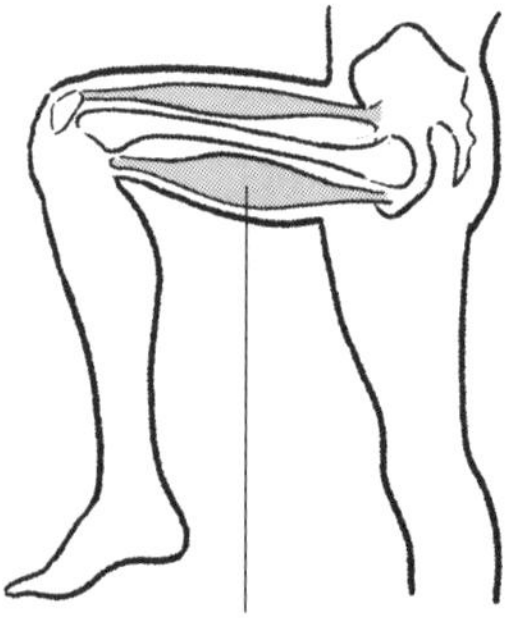

トレーニングは、**うつ伏せになってひざを曲げます。**できれば朝起きて10分程度時間をとり、うつ伏せになってひざを曲げるだけでも十分筋力が強化できます。また、**立位でひざを曲げて足を持ち上げる**運動も効果的です。

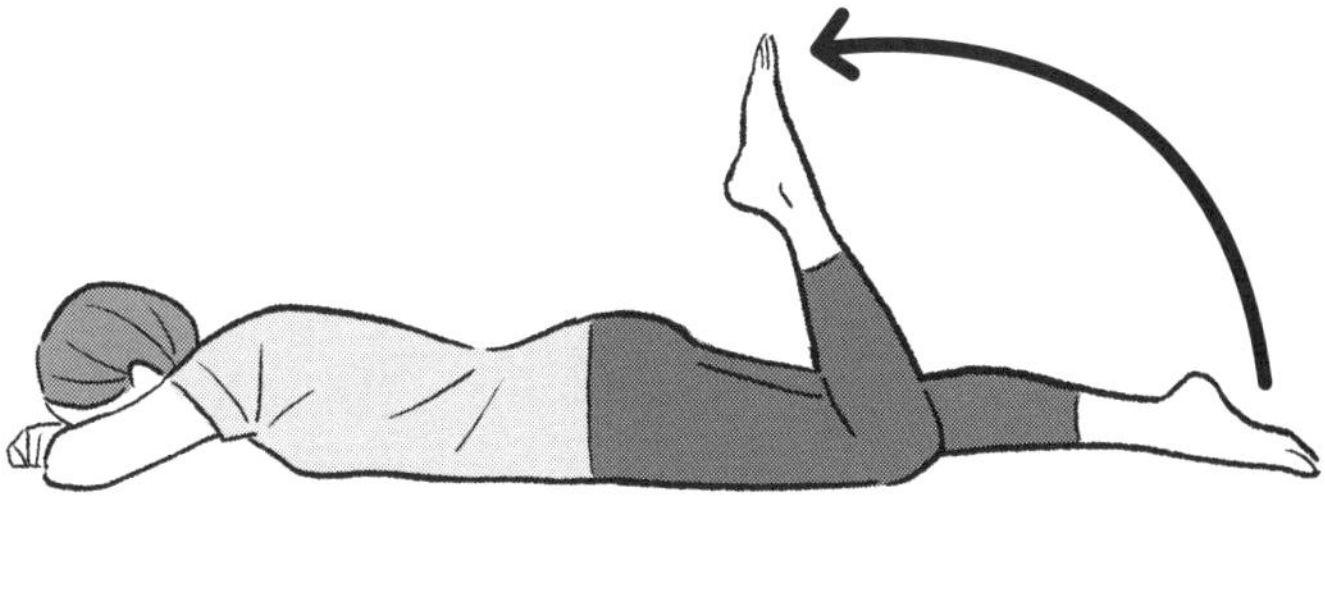

スムーズな立ち座りをもたらす「大腿四頭筋」トレ

大腿四頭筋はひざの上、太ももの筋肉です。最も一般的なトレーニングについては、先ほど述べたとおりです。この大腿四頭筋は歩行速度と関係しています。また、立ち上がり動作の際に最も働く筋肉です。つまり、**立って歩くという活動を支えている**ことになります。

最も負荷がかけやすく、動作と

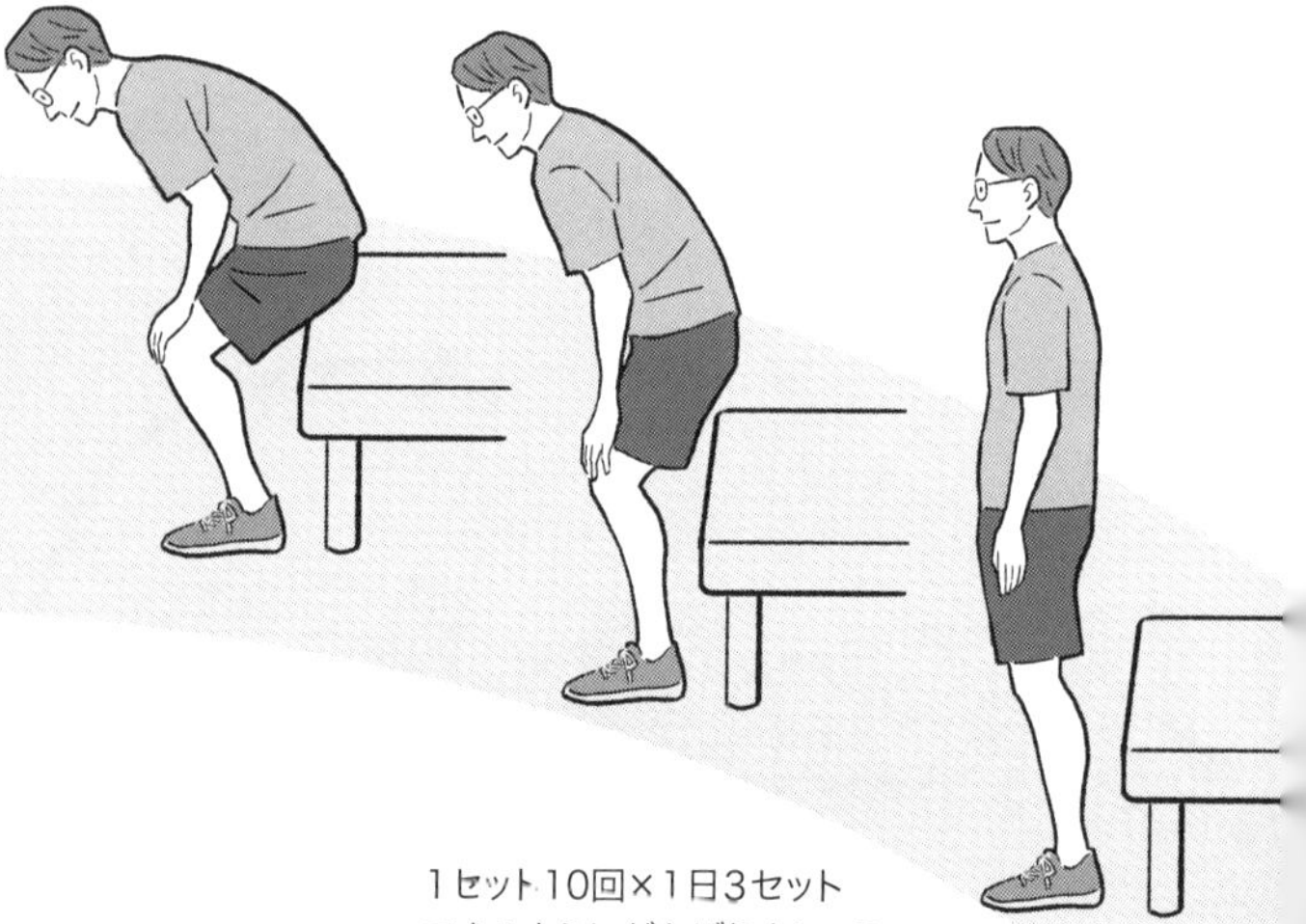

1セット10回×1日3セット
できるようにがんばりましょう。

して取り入れやすく効果的なのが、
「**Sit-to-Stand**」といわれる、図
のように立ち上がって座るトレー
ニングです。

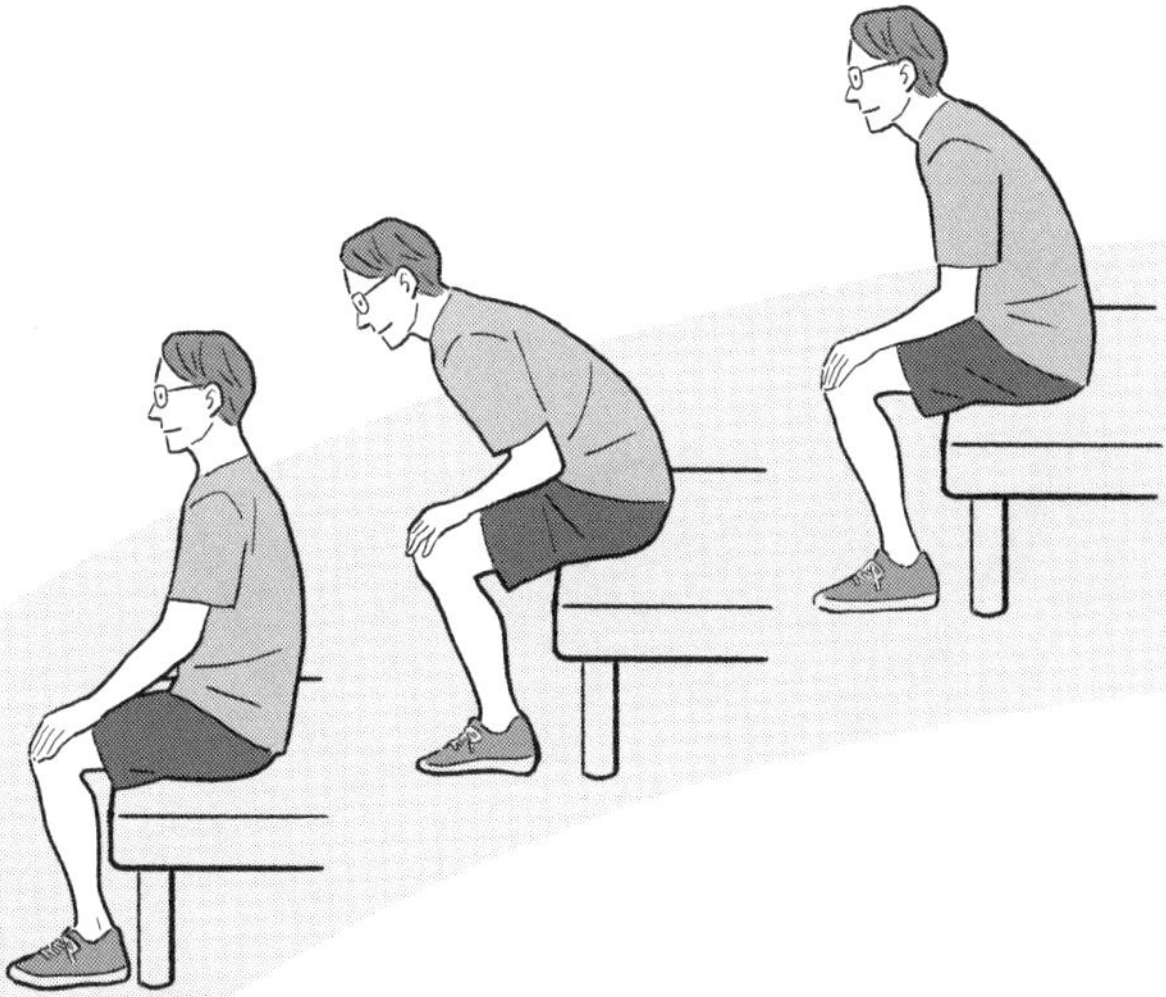

カラダの軸を安定させる「股関節」トレ

股関節の柔軟性を保つためには回旋《かいせん》運動が効果的です。**うつ伏せになってひざを曲げ外側に倒してみましょう。** 股関節の内旋筋のストレッチングができます。

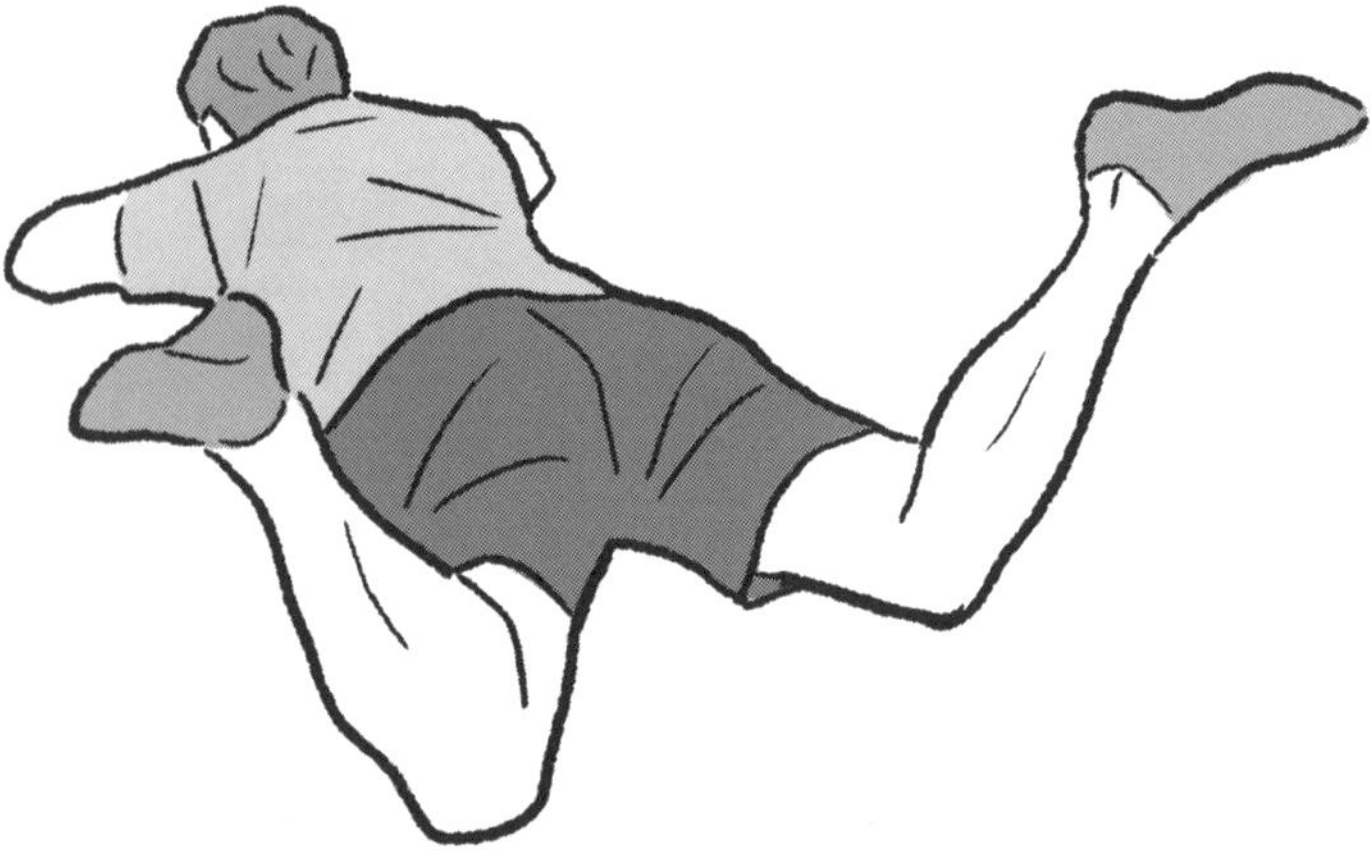

次に、**うつ伏せでひざを曲げ股関節も少し広げてみましょう。**両足を合わせて内側に倒せば股関節の外旋筋のストレッチングが可能です。

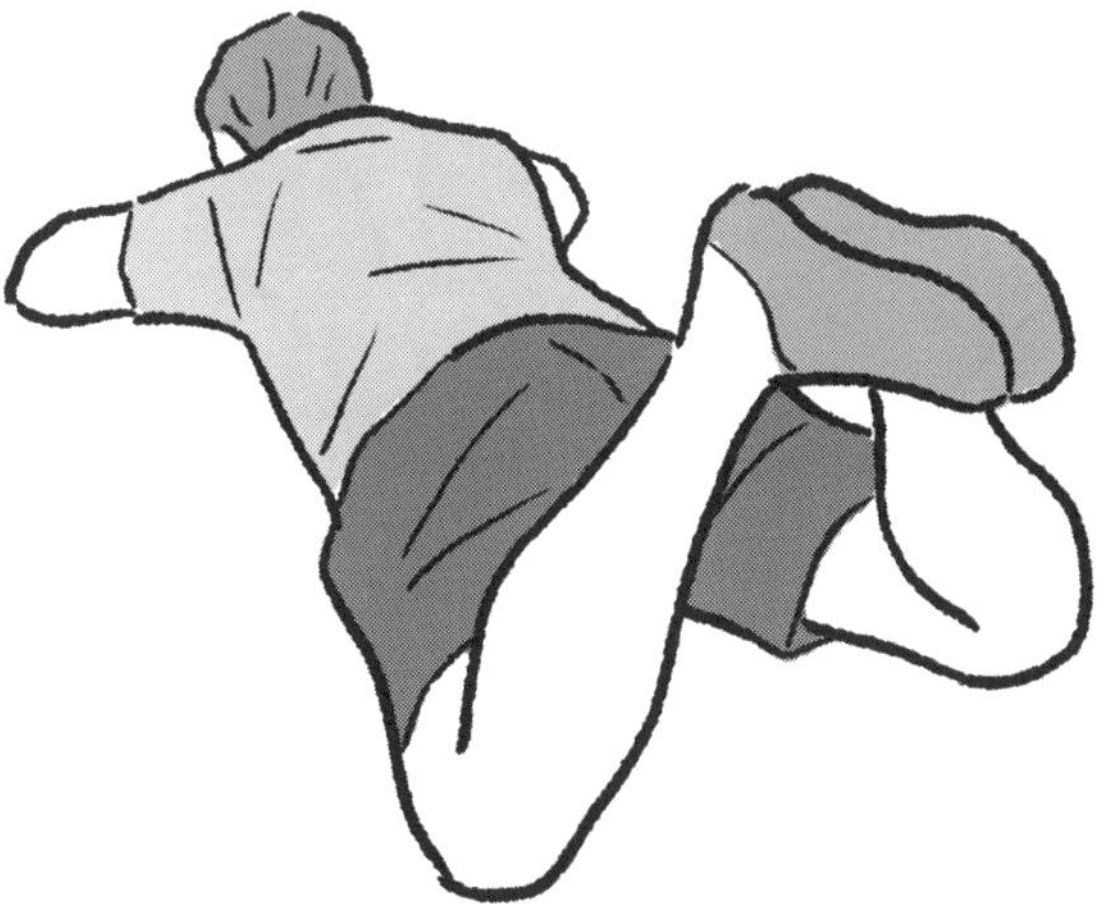

仰向けに寝て両ひざを立てた姿勢から、両ひざを倒していきましょう。股関節内転筋のストレッチングができます。この状態をしばらくキープしてください。

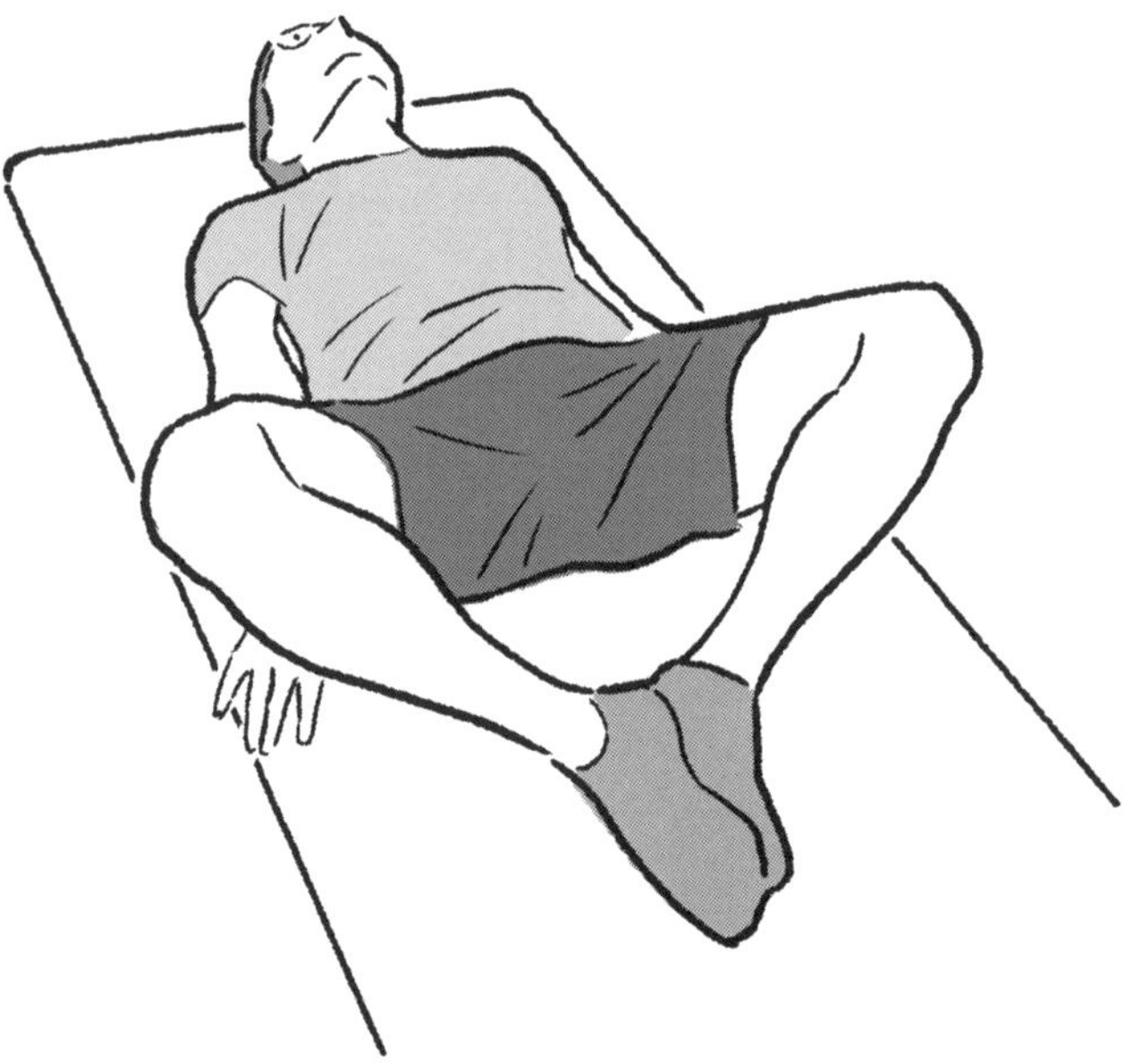

仰向けに寝て、ひざを伸ばして行う場合は、両脚を開いた状態をしばらくキープしてください。股関節内側にある内転筋をストレッチングします。

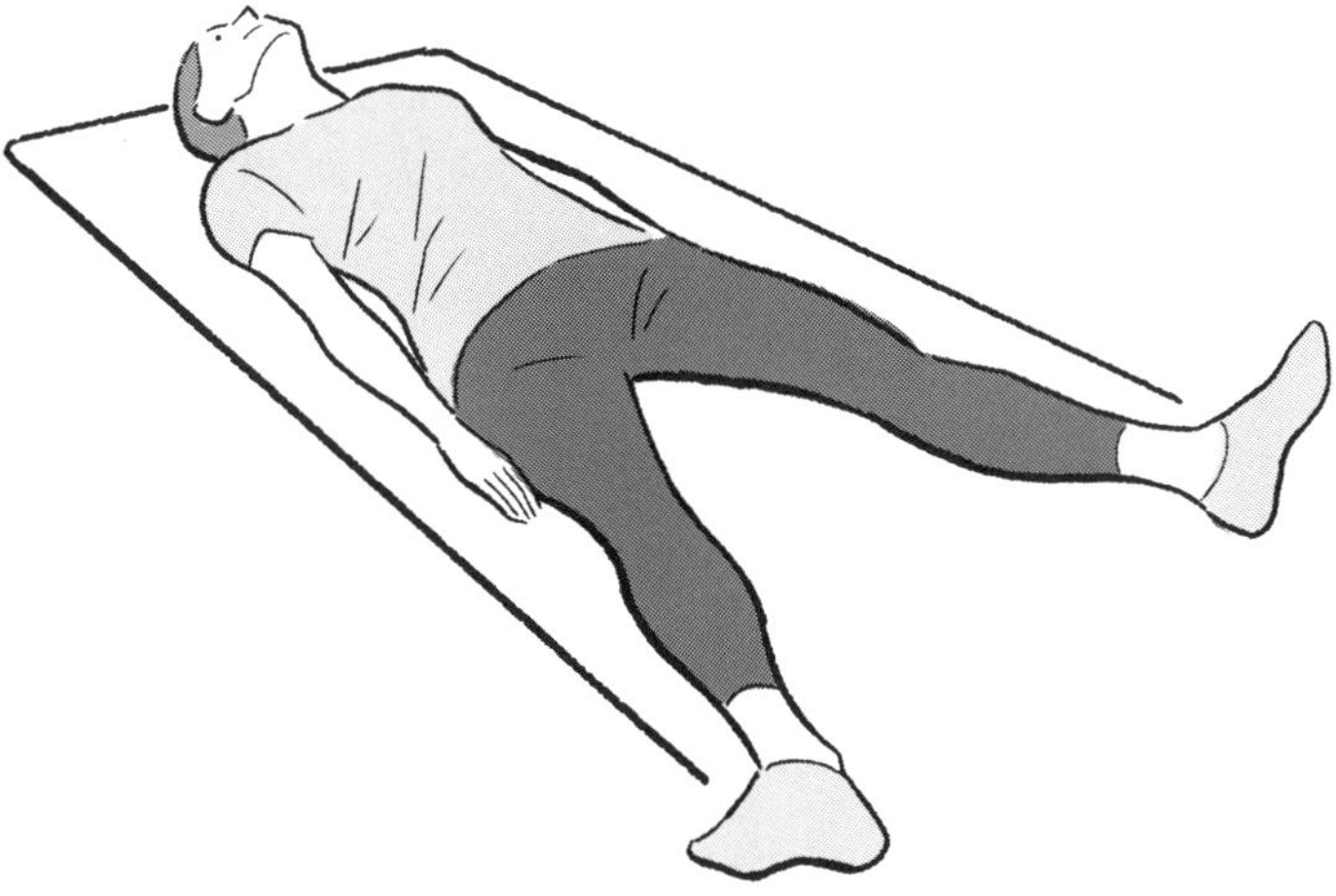

第5章

名医が毎日やっている認知症予防

脳の認知機能を高める

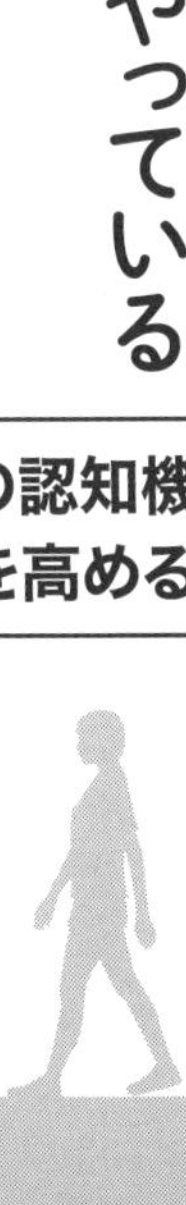

そもそも「アルツハイマー型認知症」って何？

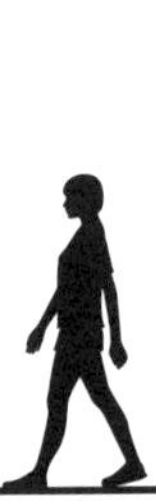

年を取ることは、さまざまな病気の発症にとって防ぐことのできない危険因子です。高齢になるにつれて、がん、脳卒中、認知症などの発症確率が高まります。究極、いったいいつまで元気で生きられるのだろうかということになりますが、人生観から死生観の話になるので、特に日本人は私を含めて、考えることを先送りにしている人が多々いると思います。

認知症に関しては次のグラフを見てください。**年齢を重ねれば、多くの人が認知症になってしまうことがわかります。**

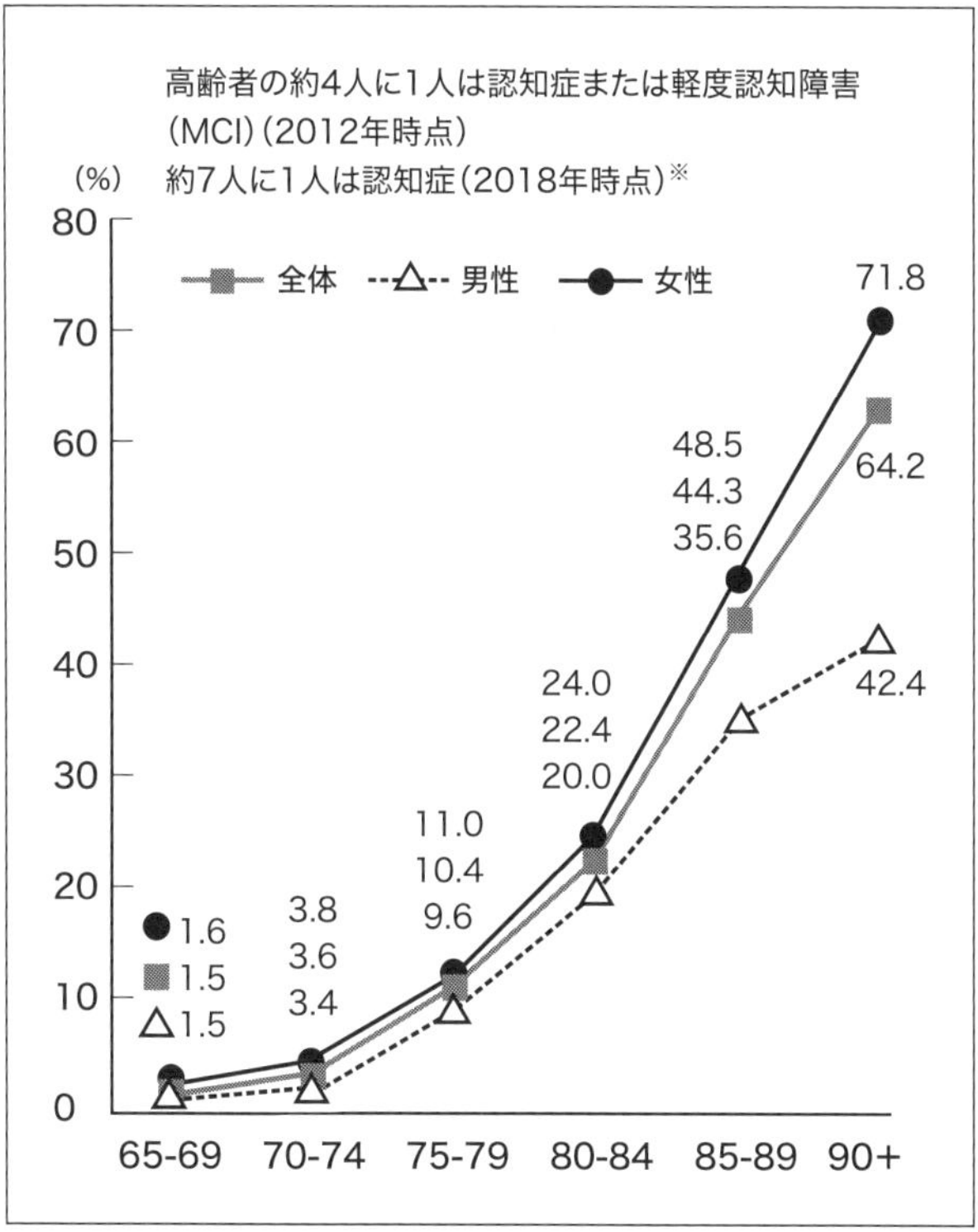

※ 2012 年時点の推計は厚生労働科学研究費補助金 認知症対策総合研究事業「都市部における認知症有病率と認知症の生活機能障害への対応」平成 24 年度総合研究報告書による。2018 年時点の推計は日本医療研究開発機構 認知症研究開発事業「健康長寿社会の実現を目指した大規模認知症コホート研究（研究代表者、二宮利治教授）」において開始時に悉皆調査を行った福岡県久山町、石川県中島町、愛媛県中山町のデータ解説の当初の結果である。

私の専門はリハビリテーション医学ですが、脳梗塞や脳出血を起こした患者さんや、そのご家族が認知症の相談にこられることも少なくありません。認知症には、アルツハイマー型認知症、レビー小体型認知症、血管性認知症、前頭側頭型認知症などがありますが、**脳梗塞や脳出血がある人のもの忘れを伴う認知機能障害と病態が似ている**ので、どうしても気になってしまうのでしょう。

認知症の相談にこられる患者さんはおおよそ、認知症である、認知症ではない、どちらとも言えないので半年後に再検査をするという3つのパターンに分けることができます。

私の患者さんの例ですが、実は正常圧水頭症や内分泌疾患、慢性硬膜《こうまく》下《か》血腫《けっしゅ》による認知症だったということもありました。こうしたことも少なからずあるので、専門医による正確な診断を受けることが大切だと思います。

処方薬などの薬剤によっても、認知症のような症状が表れることがあります。そのような場合、早い時期に処置をすると症状が改善されることが多くあります。

しかし、だからといってそれで安心せずに、いずれは認知症になる可能性が十分あるのだから、これを機にいろいろなことを考えたほうがいいとお伝えすることにしています。

認知症の7割近くがアルツハイマー型認知症であるといわれています。発症した場合、薬を飲むことで進行を遅らせることはできますが、完治は望めません。いまだ治療薬のない、**不治の病**と考えてもいいと思います。

だからこそ、認知症の予防や進行抑制に効果があるというデータが報告されている運動、食事、生活習慣などによけいに注目が集まるのです。

また、認知症の一歩手前の状態である**軽度認知障害**（MCI：Mild Cognitive Impairment）にも注目が集まっています。「アルツハイマー病によるMCI」と正確にすばやく判断され、適切な治療介入ができれば、認知症の発症を遅らせることが可能だからです。

MCIの方の約半数は5年以内に認知症に移行するといわれていますが、**きっ**

ち り対応すると、5年後には38・5％が正常なレベルに回復したという報告があります。

自覚がない人のための「軽度認知障害」チェック

厚生労働省の「みんなのメンタルヘルス」によれば、加齢によるもの忘れがやや強いと感じたら、認知症のサインとまではいかなくても、ＭＣＩの可能性も考えられるとしています。そして、ＭＣＩの特徴として次の３つを挙げています。

①以前と比べてもの忘れなどの認知機能の低下がある、本人が自覚している、または家族等によって気づかれる

②もの忘れが多いという自覚がある

③日常生活にはそれほど大きな支障はきたしていない

このうち一番重要なのは、①の認知機能の低下です。

リハビリテーションの領域ではよくADL（Activities of Daily Living）という評価をします。ADLを直訳すると「日常生活動作」という意味になります。日本リハビリテーション医学会ではADLを「ひとりの人間が独立して生活するために行う基本的な、しかも各人ともに共通に毎日繰り返される一連の動作群をいう」と定義しています。

ADLは段階的に評価され、食事や入浴や歩行や着替えなど一般的な動作は「基本的ADL」、買い物や家事、金銭管理など少し複雑になる動作を「手段的ADL」と言いますが、**アルツハイマー型認知症ではこの2つのADLが障害を受けます。**

アルツハイマー病によるMCIの場合は、記憶障害が主体なので手段的ADLが障害を受けます。しかし、認知症とMCIの違いは、「日常生活において周囲に影響を及ぼすほどの支障をきたしている程度かそうでないか」なので注意が必要です。

一番多い症状が、**最近の記憶があまり定かでない**場合です。日常会話の中で確認してみるといいと思います。最近起こった印象深い出来事も覚えていない場合が多く見受けられます。

アルツハイマー型認知症による「もの忘れ」の特徴

加齢による「もの忘れ」とアルツハイマー型認知症による「もの忘れ」は異なります。この2つはどう違うのでしょうか。

前者は、出来事の一部を忘れてしまいますが、ヒントを与えられると思い出せるし、時間や場所など正しく理解していて、日常生活に支障がないのが特徴です。

一方、後者は、**出来事自体が記憶から抜け落ちてしまうので、ヒントを与えられても思い出すことができず、時間や場所などの認識が混乱し、日常生活に支障をきたします。**アルツハイマー型認知症によるもの忘れは、脳の神経細胞が壊れてしまうことなどが原因なので、老化とは異なります。

症状はこのような「認知機能低下」と「行動・心理症状」に分かれます。

行動・心理症状は、認知機能低下に本人の性格や周囲の環境、人間関係などさまざまな要因が作用して起こる不安や焦燥、徘徊《はいかい》など心理面、行動面の症状のことをいいます。

東京慈恵会医科大学精神神経科の繁田雅弘教授によると、認知機能低下として次のものが挙げられます。

●記憶障害

さっき話したことを忘れて、何度も同じ話を繰り返したり、モノをしまった場所や約束を忘れたりします。火の消し忘れ、薬の飲み忘れなどのリスクもあります。

●注意障害

注意力や集中力が低下し、同時に2つのことがしづらくなったり、会話についていけなくなります。

●**言語障害／理解力の低下**
適切な言葉が出にくくなったり、相手の話が理解できなくなったりします。
●**見当識障害**
今がいつなのか、今いるところがどこなのかわからなくなることがあります。
●**遂行機能障害**
物事を計画し、順序だてて実行することが苦手になり、家事や仕事の段取りが悪くなります。

また、行動・心理症状として、以下のようなものがあります。

●**暴言・暴力**
感情のコントロールがしづらくなり、怒りや衝動を抑えられない。
●**無為・無関心**
やる気が起きず、当たり前に行っていた習慣すら面倒くさくなってしまう。

●不安・うつ

できないことが増え自信を失い、気分が落ち込み、うつ状態になってしまう。

●妄想

お金への執着が強くなり、家族が財産を狙っているといった妄想が生じてしまう。

●徘徊

今いる場所がわからなくなる不安などから、外出して目的なく歩き回ってしまう。

●睡眠障害

体内時計の狂いから、寝つきが悪くなったり、朝早く目覚めてしまったりする。

●幻覚・幻聴

周囲の人に見えていないものが見えたり、聞こえない音が聞こえたりする。

こうした行動・心理症状以外に、せん妄などの意識障害が起こり、認知機能の変動や幻覚が見られることもある、としています。

認知症予備群になりたくなければ、これだけはやってください

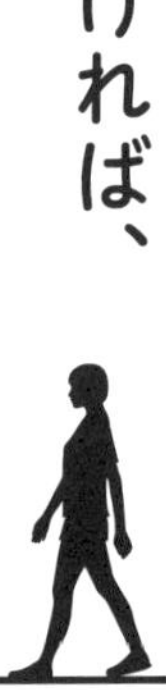

２０２０年、Ｊｉｎ-Ｔａｉ Ｙｕ氏らによって年齢ごとのアルツハイマー病予防に関するエビデンスに基づく論文が出されました。とても興味深い内容でした。４万４６７６件のレポートのうち２４３の観察的前向き研究と１５３のランダム化比較試験を対象としたシステマティックレビューとメタ解析によるものです。

アルツハイマー病予防のためのエビデンスに基づくガイドラインとして、糖尿病、高ホモシステイン血症、不十分なＢＭＩ（Body Mass Index、肥満度を示す指数）管理、教育の低下、中年期の高血圧、起立性低血圧、頭部外傷、知的な活動の低下、ストレス、うつ病などの**10の危険因子**を挙げて注意喚起をしています。

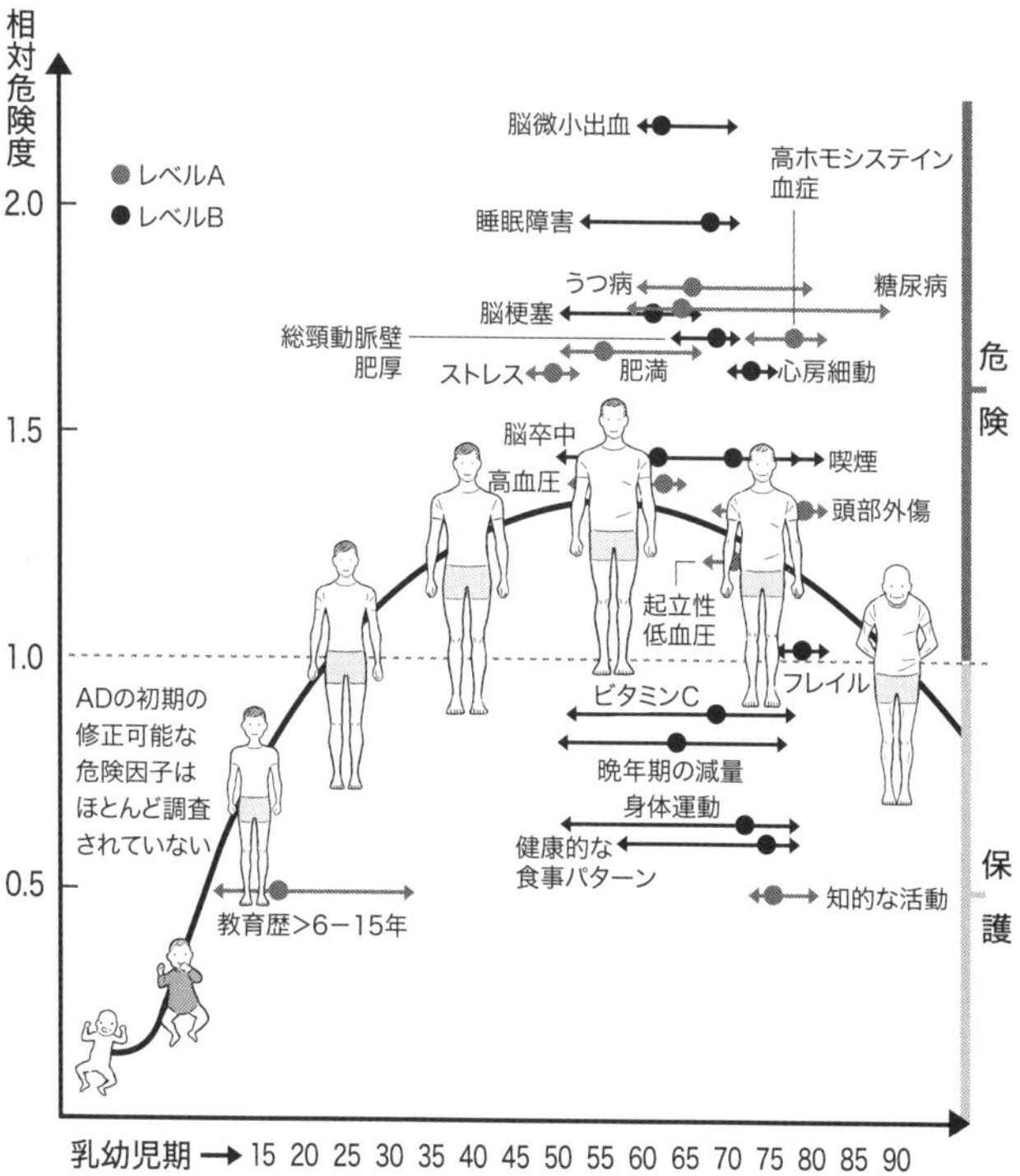

図は、年齢ごとのアルツハイマー病予防を示しています。レベルAは強いエビデンスを持つもの、レベルBは弱いエビデンスを持つもの。横軸は観察的前向き研究の平均年齢とその範囲、縦軸は相対危険度を表します。相対危険度は1より大きいほど危険因子であることを表し、1より小さいほど防御因子を表しています。50歳ごろから危険因子や防御因子の期間が増えることがわかります。
この図より50歳から取り組むべきことが明確になりました。運動をして食事に気を使い、体重・血圧をコントロールします。フレイル（心身の活力低下）を防止して、よく眠り、知的活動をしてストレスを減らすことです。そしてビタミンCを摂ることも大切です。
※「Yu J-T, et al. J Neurol Neurosurg Psychiatry 2020;91:1201-1209.」をもとに筆者作成

ここでは、認知症を遠ざける習慣をいくつか紹介していきます。

単純なことの効果を馬鹿にしてはいけない

脳機能画像というものがあります。たとえば、**右の親指と人差し指を合わせる**動作をしたとしましょう。そうすると、右の指の運動をつかさどる左の脳の運動野が賦活《ふかつ》（活性化すること）します。脳機能画像で脳のどの部位がこの機能をつかさどっているかがわかるわけです。

その動作を人差し指（示指《じし》）だけでなく、中指、環指《かんし》（薬指）、小指でも行います。少し難しい動作になるので、左の運動野だけでなく運動野の前側にある補足運動野も賦活することになります。

さらに難しい動作をしてみましょう。**たとえば、親指を小指、中指、小指、人差し指の順で合わせると、運動野と補足運動野と前頭前野が賦活する**ことになります。

ほかには、**計算や図形模写、口頭指示、時間や場所の見当識、遅延再生**なども前頭前野を非常によく働かせます。計算問題などは、答えを出すまでの時間を短めに決めて行うと、さらに賦活が増えるでしょう。

要するに頭の中で考えて、少し計画を立ててまた考え、確認しながら行動すると、前頭前野は賦活するのです。

認知症の始まった人は、この領域の反応が鈍くなるという報告が多数あります。こうした人が状況に合わせて物事を考え判断し行動すると、脳への刺激としてはとても良いということになります。ＮＨＫの人気キャラクター、チコちゃん流にいうならば、「ボーっと生きてんじゃねーよ！」ということですね。

しかし、賦活の出方は人それぞれで違います。**その人にとって簡単な動作や思考では、脳機能画像で賦活が確認できない**ことが多々あります。

人それぞれで難しさを感じる程度が違うため、患者さんにこの手の質問をされた場合、「あいまいな知識や暗記物で答えるものではなく、ちょっと考えて頭を少しひねって何かをしたり答えを出したほうがいいですよ」と答えています。

「太陽の光を浴びる」を日課に

みなさん、**体内時計**をご存じですか？

地球上の生物に生まれつき備わっていると考えられている、体内で時間を測定する仕組みのことです。人間が朝になると目が覚め、夜になると眠くなるのは、体内時計の働きによるものだといわれています。

ただし、人の体内時計の周期は24時間より少し長いといわれています。放っておくと後ろにズレていくので、リセットする必要があります。

そのためには朝起きたらカーテンを開け、自然の光を浴びることが大事です。**朝の光を浴びることで体内時計はリセットされる**のです。

私は病院まで電車通勤ですが、毎日往復で約５０００歩くようにしています。晴れていたら20分は太陽の光を浴びているでしょう。お昼休みも、日の光を浴びられるように、極力外に出るようにしています。

日の光を浴びるのは、体内時計のリセット以外にもいろいろなメリットがあります。

前述のように、**ビタミンDを取り込める**こともそのひとつです。ビタミンDには筋肉の収縮を正しく行うなどの働きがありますが、日本人は慢性的にビタミンDが不足しています。

ビタミンDは食事から摂取するほか、必要量の約80%が日光に含まれる紫外線を浴びることで体内で生成されます。最近は必要以上に紫外線を避ける生活習慣が好まれる傾向にあり、それもいかがなものかと思います。

また、昼間に太陽の光を浴びることによって、**セロトニンが分泌されます。**

セロトニンは脳内の神経伝達物質の一つですが、主な作用は、喜びや快楽を感じさせるドパミンや、恐怖や驚きなどを感じさせるノルアドレナリンなどの情報のコントロールです。

セロトニンが分泌されると精神は安定し、幸福を感じやすくなります。逆にセロトニンの分泌が少なくなると、ドパミンとノルアドレナリンが制御できず、喜びや恐怖のコントロールができなくなって、パニック症候群やうつ病を発症したり、攻撃的になったりします。

認知症の人は脳内のセロトニンの分泌が少ないことがわかっています。別の言い方をすれば、パニック症候群になったり攻撃的になったりする認知症の精神症状にはセロトニンが有効であるということです。

さらに、太陽の光を浴びることで**メラトニンというホルモンも増えます。**メラトニンは睡眠ホルモンとも呼ばれる、夜に分泌されるホルモンです。そのメラトニンがどうして日の光に関係するのかとお思いかもしれませんが、メラトニンの原料はセロトニンなのです。

メラトニンには、夜の入眠をスムーズにし、睡眠リズムを良くする作用があります。光に当たる量が少ないと、この入眠バランスが大きく崩れることになります。あとで述べますが、**良質な睡眠が少ないと認知症になりやすいことがわかっています。**いろいろなことが相互に関係しているのです。

オーラルケアを怠る人は相当意識が低い

歯周病のある人は誤嚥《ごえん》性肺炎を引き起こすリスクがあるため、きっちり歯磨きしてもらい清潔な状況を保つようお伝えしています。

歯周病と認知症との関係は引き続き研究が必要ですが、2019年、九州大学などの研究チームにより、ヒトの歯周病の歯茎および歯周病原因菌であるジンジバリス菌（Pg菌）を全身に慢性投与したマウスの肝臓に、脳内老人斑《はん》成分であるアミロイドβ《ベータ》（Aβ）が産生されていることが初めて発見されたというニュースに驚かされました。Aβ老人斑は、脳内で産生・蓄積すると考えられていたからです。

このような研究から、認知症の治療法が確立されることを願ってやみませんが、とりあえずは、正しいブラッシングやフロスなどを使いながら歯周病に対するケアをしないといけないと思います。

歯周病で失われた歯の本数が多いほど認知症を発症しやすいこともわかっていますし、不摂生な生活習慣や肥満、喫煙などが歯周病のリスクを上げることも明らかになっています。

知ってましたか？　睡眠不足は認知症のリスクになることを

アルツハイマー型認知症がどうして発症するのか、その原因は何なのかは完全には明らかになっていません。だからこそ認知症の本格的な治療薬がいまだに生まれていないわけですが、認知症になってしまう原因として有力なのは**アミロイドβ説**です。

アルツハイマー型認知症の人の脳にアミロイドβというたんぱく質が溜まり、

老人斑（アミロイド斑）を形成しているのは紛れもない事実です。そのアミロイドβが脳に蓄積してしまうことで脳の神経細胞が破壊され（海馬《かいば》などが萎縮《いしゅく》し）、認知症を発症させるのでは、というのがアミロイドβ説の考え方です。

アミロイドβは、脳の活動によって生まれる老廃物の一種で、蓄積すると排除するのは難しいといわれています。

しかし、すべてが脳内に蓄積されるわけではなく多少は排出されています。では、アミロイドβが排出されるのはどんなときなのでしょう。

アミロイドβには、**ノンレム睡眠時（ごく簡単にいうと、「脳を休める睡眠」。レム睡眠は「体を休める睡眠」）に脳内から排出される**という性質があります。

つまり、睡眠不足だったり眠りが浅かったりしてノンレム睡眠の時間が確保できないと、アミロイドβは排出されずに徐々に脳に蓄積されていき、アルツハイマー型認知症の発症リスクが高まる可能性があるのです。

前述したようにセロトニンは太陽の光を浴びることでつくられますが、**睡眠が**

不規則になると日中の活動状況が低下するので、セロトニンが減少することになります。そうするとセロトニンからつくられ睡眠を促すメラトニンが不足することになり、不眠になるという悪循環に陥ることになります。

少し別の観点から睡眠を考えてみましょう。睡眠は量と質が大事ですが、このところ、**睡眠時無呼吸症候群**（SAS：Sleep Apnea Syndrome）という言葉を耳にする機会が増えているのではないでしょうか。SASは、睡眠中に無呼吸を繰り返すことで、さまざまな合併症を起こす病気です。

日本呼吸器学会によると、成人男性の約3～7%、成人女性の約2～5%に見られ、**男性では40～50歳代が半数以上を占め、女性では閉経後に増加する**といわれています。

SASの原因は、空気の通り道である上気道が狭くなることです。上気道が狭くなるのは肥満による首や喉回りに脂肪がつくことで起こります。

また、肥満でなくても扁桃《へんとう》肥大、鼻炎・鼻中隔弯曲《びちゅうかくわんきょく》や、あごが後退していたり、あごが小さいこともSASを発症する原因となります。

いびき、夜間の頻尿、日中の眠気や起床時の頭痛などがある場合は、一度専門医に相談なさるのがいいと思います。これらをチェックできるアプリもあります。

年を重ねるといろいろなストレスがあり、気になることをあれやこれやと考えていているうちに寝つけなくなる場合もあります。寝酒をするとよく眠れるという人もいますが、アルコールは睡眠の質を悪くします。

さらに年を取れば、運動不足や勤務体系の変化、カフェインの入った飲み物など、若い頃は影響がなかったものが原因となって睡眠障害を起こす場合もあります。

職場で、自宅で意識的に深い呼吸を行ってみよう

ストレスが身体に悪影響を及ぼすのはよく知られるところです。ストレスと関

連する病気の代表例としてはうつ病、パニック障害、胃潰瘍《いかいよう》、十二指腸《じゅうにしちょう》潰瘍などがありますが、どうやらストレスは認知症（特にアルツハイマー型認知症）にも関わっているようなのです。

なんらかのストレスを感じたとき、**コルチゾール**というホルモンが分泌されます。このホルモンはストレスホルモンとも呼ばれていて、分泌されると心拍数が上がり、血圧が上昇します。

そうなると、末端の血管は収縮してしまい、全身の血液の流れが悪くなります。その結果、脳に血液が届きにくくなるだけでなく、酸素や栄養も脳までスムーズに運ばれなくなります。

酸素や栄養は脳が機能を維持するためには欠かせないものです。それが行き渡らないのですから脳神経細胞は弱るか死んでしまい、認知機能の低下を招いてしまうのです。

それだけではありません。ストレスホルモンは、脳神経細胞を直接攻撃もします。攻撃された部位は破壊され、萎縮してしまいますが、**特に萎縮しやすいのは記憶をつかさどる器官である海馬**です。

実際、平均年齢48歳の男女2000人を対象とするアメリカで行われた調査では、「コルチゾール値が高い人はもの忘れが多く、脳の放線冠（脳内で情報を移動させる部位）や脳梁のダメージが大きい」「コルチゾール値が高い人の脳は、思考や感情、発話、筋肉の働きをつかさどる大脳が小さい」という結果が得られています。

仕事で疲れたときやストレスを感じたときは、リラックスするのが一番です。

その際の呼吸法は、**横隔膜《おうかくまく》を使う腹式《ふくしき》呼吸がおすすめ**です。鼻から息を吸って、すぼめた口からゆっくり吐く方法です。**鼻から吸う時間を1としたら、口からはゆっくりとその倍の時間をかけて吐きます。**吸うときに大きく手を広げて行うと気持ちよくできます。

寝て行うのがいいですが、座っていてもできます。おすすめです。

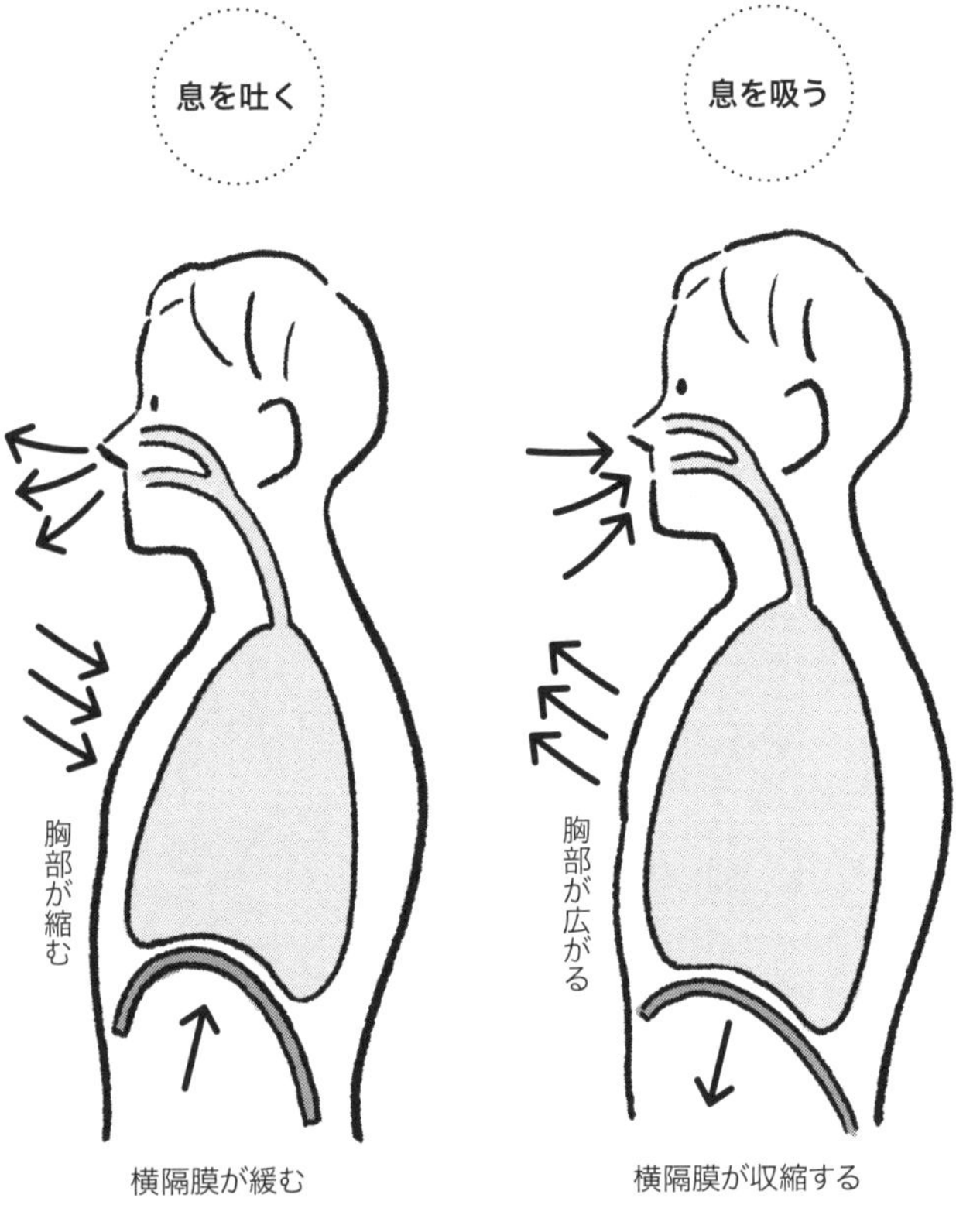
息を吐く
息を吸う
胸部が縮む
胸部が広がる
横隔膜が緩む
横隔膜が収縮する

肩周りや首周りの体操、体をひねる動作も大事です。全身行うのが理想ですが、起床時や休み時間、あるいはお風呂上がりに、ササッと少しやるだけでもＯＫです。

それぞれの姿勢でゆっくり、大きく呼吸してみてください。少しつらいかもしれませんが、10〜30秒を目安に止めて、これを数セット行いましょう。力まず痛みのない範囲で行ってください。

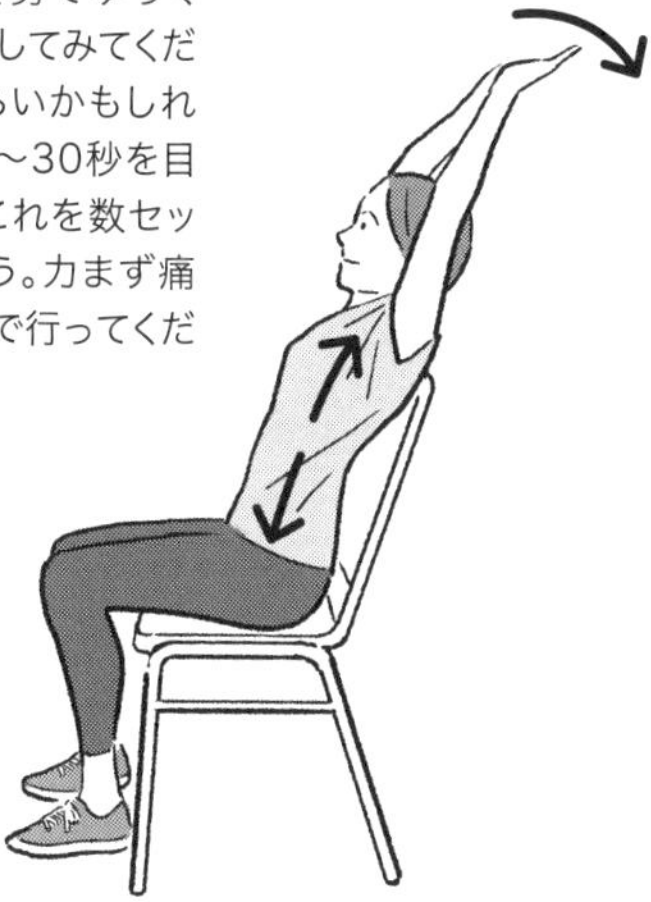

体幹を後ろに反らせる

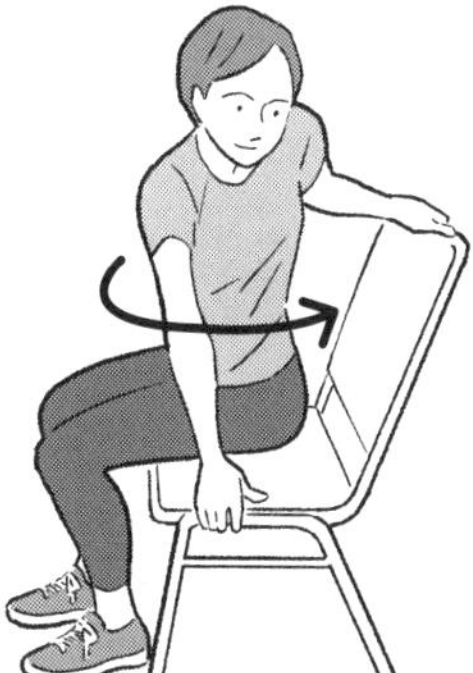

体幹をひねる

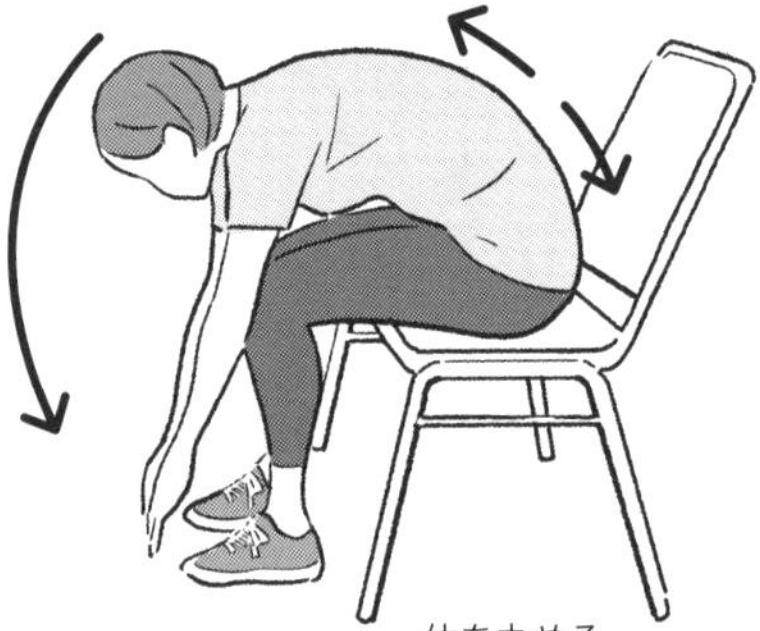

体を丸める

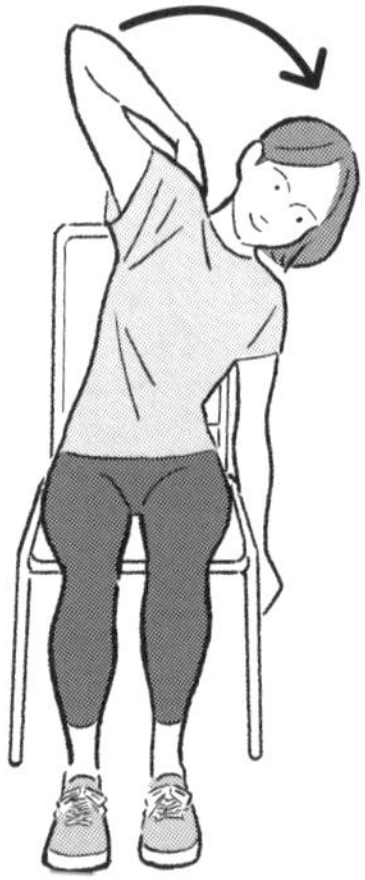

2〜3分しっかり伸ばすと筋が伸ばされた効果が得られます。

横に倒す

笑顔の不足に注意。笑う門には健康来る

倉敷中央病院の三宅優氏らによる「健康における笑いの効果の文献学的考察」という論文では、笑いの効果を身体面と精神面に及ぼすものに分け、身体面では**疼痛《とうつう》緩和、ＮＫ細胞（ナチュラルキラー細胞＝病原菌やがん細胞を攻撃する免疫細胞）などの免疫系に関しての効果、血糖上昇抑制作用を、精神面では不安や緊張の緩和などの効果、ストレスコーピング**（ストレスに対処すること）などを挙げています。

笑顔になれば、周囲の人への印象も良くなるでしょうし、笑いが起こって会話が始まれば、おのずと人々が集まってくるものです。

楽しい雰囲気はとても良いものです。テレビなどを見て笑うのもいいですが、人との会話を通して笑うほうが情報量も多く、たくさんの刺激を受けるでしょう。

脂肪が気になってきても、増やすべき脂質

食事による認知症予防の効果については、特に**魚の摂取**に関する報告がたくさんあります。

ずいぶん前の報告になりますが、およそ100年前に沖縄からブラジルのカンポ・グランデに移住された方の認知症の発生率の報告（沖縄では魚の摂取量が多かったので認知症の発症率は低かったが、移住により摂取量が減り、発症率が高くなった）もあります。フランスの研究では、少なくとも週に1回以上魚を摂取する人は、認知症の発症率が約40％軽減するとしています。

認知症ばかりではなく、心疾患も軽減するという報告もあります。魚を食べることと心臓病の関係についてはこれまで数多くの研究がされており、最低でも週に1度は魚を食べる人は、ほとんど食べない人やまったく食べない人と比較して、心臓病で亡くなる可能性が低いという有力な報告がされています。

なかでも、**オメガ3脂肪酸が豊富に含まれる魚は心臓に良い**として専門家の意見が一致しています。オメガ３脂肪酸とは多価《たか》不飽和《ふほうわ》脂肪酸のひとつです。みなさんがよく耳にするところでは、ＥＰＡ（エイコサペンタエン酸）やＤＨＡ（ドコサヘキサエン酸）がオメガ３脂肪酸系に属しています。

ＥＰＡやＤＨＡは、**脂肪が多い魚（サバ、ニジマス、ニシン、イワシ、マグロ、サケなど）や甲殻類（カニ、エビなど）、貝類（ムール貝、カキなど）**に多く含まれています。

なお、オメガ３脂肪酸のサプリメントも多く出ていますが、厚生労働省によると、残念ながら「オメガ３脂肪酸サプリメントが心臓病を予防することは証明されていない」とのことです。

脳活に必要不可欠な抗酸化対策

私たちは呼吸することにより、肺で酸素を取り入れ血液で栄養を全身に巡らせています。この酸素の数パーセントが異常に活性化した状態が活性酸素で、通常は体の代謝の過程において重要な役目を果たすことがほとんどですが、**過剰に産生されると細胞障害をもたらす**ことになります。がんや心臓疾患をはじめ生活習慣病などさまざまな疾患の要因となるのです。

私たちの体には活性酸素の傷害から身を守る抗酸化防御機構がありますが、活性酸素の産生が抗酸化防御機構を上回った状態を酸化ストレス状態といいます。ですから酸化ストレスにならないよう、うまく抗酸化防御機構が働けばいいことになります。

そもそも抗酸化防御機構には、内因性と外因性の要因があります。内因性はスーパーオキシドジスムターゼ、カタラーゼ、グルタチオンペルオキシダーゼなどの抗酸化酵素です。外因性のものは、抗酸化物質としてビタミンC、ビタミンE、カロテノイド類、カテキン類などがあります。この2つが複雑に絡み合って調節されています。

酸化ストレスは、紫外線、放射線、大気汚染、タバコや酸化された物質の摂取などにより引き起こされます。また、**過度な運動やストレスも活性酸素の産生を促し、酸化ストレスを引き起こす**要因となります。

抗酸化防御機構も加齢によって低下していきます。2019年に筑波大学の研究で、抗酸化物質であるサケやエビなどに多く含まれるアスタキサンチンと低強度運動との併用が、短期記憶にかかわる脳の海馬の働きを相乗的に高めること、さらにその分子機構として海馬内のレプチンが関与することが報告されました。

前項でオメガ3脂肪酸が多く含まれている魚介類や甲殻類などを摂取することもおすすめしましたが、**抗酸化物質であるビタミンCを中高年から積極的に摂取する**ことは、アルツハイマー病予防においても有用です。

したがって、酸化ストレス防止のためには、日頃からバランスのとれた食事、適度な運動習慣、ならびに十分な睡眠により抗酸化防御機構を良い状態にしておくことが重要です。

国の健康増進政策である「健康日本21」では、成人の1日あたりの野菜摂取目標量を350g以上と定めています。私も、抗酸化防御機構を最大限に働かせるために抗酸化物質が豊富に含まれる野菜や果物をできるだけたくさん毎日摂るようにしています。ときどき、朝起きたら虫になっているかもしれないと思うほど大量に食べます。

肥満は万病の元。BMIの正しい見方

ご存じの方もだいぶ増えてきていると思いますが、BMI（Body Mass Index＝ボディマス指数）は体重と身長から肥満度を表す国際的な指標です。

BMIは以下の計算式によって求められます。

BMI＝体重kg÷身長m÷身長m

また、適正体重は次の計算式によって求められます。

適正体重＝身長m×身長m×22

たとえば、170㎝で65kgのBMIは22・49、適正体重は63・58kgとなります。健康を維持するためには、日頃からBMIを把握しておくことが重要です。体重計には毎日決まった時間に乗るようにしてください。私は、寝る前（一日のうちで一番太っていると思われる）に量っています。

WHO（世界保健機関）によるBMIの判定基準は下の表のようになります。

また、厚労省の「食事摂取基準」（2020年版）では年齢ごとの目標とするBMIの範囲を定めています。18歳以上では男

世界保健期間（WHO）の判定基準

BMI値	判定
16未満	痩せすぎ
16.00〜16.99以下	痩せ
17.00〜18.49以下	痩せぎみ
18.50〜24.99以下	普通体重
25.00〜29.99以下	前肥満
30.00〜34.99以下	肥満（1度）
35.00〜39.99以下	肥満（2度）
40.00以上	肥満（3度）

女問わず上限は24・9ですが、下の基準は50〜64歳が20・0なのに対し、65歳以上では21・5となっています。65歳以上の高齢者の下の基準が50〜64歳の基準よりも高めなのは、虚弱の予防を重視しているためです。

日本において世界的に有名な疫学研究があります。福岡県久山町の住民のデータを九州大学が1961年から取り続けている久山町研究です。

そこで、認知症の危険因子の推移を見ると、BMIが25以上の肥満、糖尿病および境界型にほぼ対応する糖代謝異常、および高コレステロール血症の頻度が、時代とともに男女とも急増しているというデータがあります。

では、肥満と認知症には相関関係があるのでしょうか。答えは「大いにある」です。**肥満によってアルツハイマー病や血管性認知症を発症する割合が高くなるのです。**

アメリカのデータですが、40〜45歳の1万276人を27年間追跡調査した結果、

ＢＭＩ30以上の肥満者における認知症発症リスクは、それ以下の人と比べて１・７４倍となっていることが判明しました。特に中年期においては体重のコントロールが重要であることを示しています。

ただ、高齢者となると、痩せすぎは危険因子となります。加齢に伴って全身の骨格筋量はだんだん減少するのが一般的です。そうすると、体組成上、脂肪割合が増加します。脂肪割合の増加＝実質的な肥満と見ることもできます。ですので、**高齢者の痩せすぎも認知症の発症リスクを高める**といわれています。

65歳以上の高齢者のＢＭＩの下の基準が50〜64歳の基準よりも高めなのは、そのあたりも考慮しているからかもしれません。

何歳になってもあきらめない人生を！

適度なやる気がなければ、物事がうまくいかないのは当たり前のことだと思います。

私たちは、脳卒中後の後遺症である軽度や中等度の上肢麻痺の患者さんに対して、反復性頭蓋磁気刺激と集中的リハビリテーション治療を組み合わせたNEURO《ニューロ》®という治療法を世界に先駆けて行いました。

多くの人を治療して良い結果を得ていますが、１０００人を超えた頃に年齢ごとに改善度の比較をしました。普通、若い人のほうが改善度が良いと考えられますが、結果はまったく違いました。**80歳以上の超高齢者と60歳以下の患者さんとの群で改善度の差が見られなかったのです。**

何が重要であるかといえば、要するにやる気があればこの療法は年齢による差がないことがわかったのです。大切なのはモチベーションですね。

実際、やる気を出しなさいと人には簡単に言えますが、自分はどうかなあと感じる人も多いかと思います。私の場合は、患者さんに対しても自分に対しても、やりたいことを言葉にして言ったり確認したりしています。

なぜかというと、自分は元来怠け者だからです。少しつらめの目標設定をしないと、どんどんラクなほうに流れようとする傾向があるからです。「このようにしたいと思います」といってしまえば、有言実行できるようにがんばらざるを得ません。つらさも感じますが、モチベーションを高める良い手段だと思っています。みんなに言ってしまったら、結果はどうであれ、努力しないといけないな、ということになります。

言霊《ことだま》という考え方もあります。**言わないと始まらない**ということですね。ほんとうにそう感じることも多々あります。

私の担当する外来患者さんはほとんどが脳卒中後遺症を抱える人で、どの国の教科書にも発症から半年が過ぎれば後遺症は良くならないとされていますが、何かしら少しでも良くしたいと思って来られる患者さんです。磁気刺激治療やボツリヌス治療などを駆使していますが、毎回患者さんと、今回はこうだったから次回はこうしよう、これをやろうなど、確認と実行の繰り返しです。

10年以上診ている患者さんも非常にたくさんいらっしゃいます。驚くほど改善する方もいれば、薄紙をはぐような改善でも、がんばっている患者さんもおられます。いくつになってもほんとうにモチベーションは大切で、持ち続けないといけないものだと痛感しています。

第6章

高血圧、高血糖で
死にたくなければ、
この心がけを

血管と血流を
きれいにする

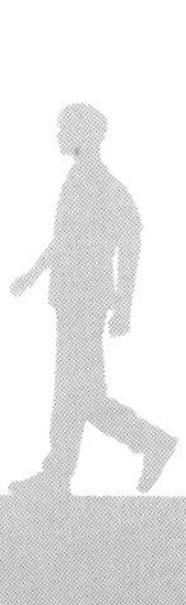

高血圧の最大の原因は「加齢」。では、どうすれば？

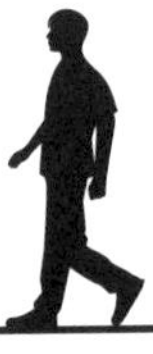

「高血圧は危険です」「高血圧に注意しましょう」。雑誌やインターネットのＣＭなどで連日のように目にしたり耳にしたりする言葉ですね。うん、高血圧って怖いんだよなぁと思いつつも、あまりに耳馴れてしまったせいか、つい甘く見がちではないでしょうか。自覚症状もほとんどありませんし。

しかし、**高血圧をナメてはいけません。**

高血圧症は脳卒中や心筋梗塞などを呼び込む可能性の高い要注意の生活習慣病なのです。ここでは高血圧がいかに恐ろしいかをお伝えしたいと思います。

人間は、心臓というポンプから血液が定期的に全身に送られることで生きています。心臓から血液が送られる血管をホースのような管と考えると、ホースが硬くなったり詰まったりすると血流の流れが悪くなり、心臓の負担が増えます。

血圧を測定する場合、座った状態か寝た状態で腕で測ることがほとんどですが、心臓は肺できれいにした血液を全身に送る4つの部屋からなるポンプなので、心臓に近いところは血圧が高く、手や足の末梢《まっしょう》に行くと血圧は低くなります。ですから、お風呂に入ったあとや寒いところにいると、末梢の血管が開いたり閉じたりすることで血圧が変動します。

たとえば、血圧が120／80と測定されたとします。120は上の血圧＝**収縮期血圧**で、心臓が全身に血液を送るときの一番高い最高血圧になります。80は下の血圧＝**拡張期血圧**で、心臓が血液で満たされている状態の最低血圧をいいます。この収縮期血圧が**140以上、または拡張期血圧が90以上になると「高血圧症」**と診断されます。拡張期血圧だけ高い場合は、末梢の動脈が動脈硬化を起こしていると考えてもいいと思います。

遺伝だから仕方ないと思っていませんか？

厚生労働省が３年ごとに実施している「患者調査」の平成29年（２０１７）調査によると、高血圧性疾患の総患者数（継続的な治療を受けていると推測される患者数）は９９３万７０００人と、前回の調査に比べて約17万１０００人減少しましたが、高血圧はさまざまな疾患に影響を及ぼすものなので、そのチェックはとても重要になります。

高血圧の原因は、ほとんどが遺伝的要因と環境的要因ですが、その危険因子には防げるものと防げないものがあります。

防げるものには成人病（生活習慣病）があります。**成人病を予防することは、脳卒中や認知症の予防にもつながります。**

防げないものの代表例は加齢です。高血圧の発症は加齢とともに多くなり、平成30年「国民健康・栄養調査」によれば**65〜74歳代では男性の72・9％、女性の62・1％、75歳以上では男性の78・2％、女性の77・9％が高血圧**であることが報告されています。

なぜ加齢によって血圧が上がるかというと、血管に問題が起こりやすくなるからです。血管はよく管やホースにたとえられます。長い年月や取り扱い環境が悪いと硬くなり割れたりします。それが動脈硬化であり、**加齢とともに血管のやわらかさが失われ、高血圧につながっていく**のです。

したがって、脳卒中や心疾患や認知症のような血管の障害が主体の疾患はすべて、防ぐことのできない危険因子として加齢が挙げられるのです。

健康二次被害を引き起こさない、理想の数値は？

高血圧によって最もリスクが高くなるのが、脳卒中です。

収縮期血圧（最高血圧）が10上昇すると、脳卒中のリスクが男性で約20％、女性で約15％高くなります。また、高血圧を長期間放置していると、血管に負担がかかりますから、血管の病気を発症しやすくなります。つまり、脳卒中や心筋梗塞を起こしやすくなるのです。

高血圧と診断されても、実際はそれほど症状がない場合も少なくありません。気がつかないうちに動脈硬化が進んで命に関わる病気になってしまうのです。「サイレントキラー」、つまりは静かな殺し屋ともいわれるゆえんです。

高血圧を改善する方法についてお話しする前に、まずは「どのくらいの血圧を目標とするか」です。

２０１９年に日本における高血圧の分類「高血圧治療ガイドライン」が改訂され、基準が少し厳しくなりました。その根拠となったのが、糖尿病や脳卒中にもなったことがない50歳以上の高血圧の約1万人の患者さんを対象とした、血圧を下げる目標値を１２０に設定した厳格治療群と、１４０に設定した従来治療群に分けて行われた比較対照試験です。

その結果、厳格治療群のほうが脳卒中、心筋梗塞、心不全、心血管死などの心血管イベントが有意に低下することが認められました。簡単にいえば、**血圧が高いほど心血管イベントの発症率が高くなる**ということです。

降圧薬を服用していない人の場合、脳卒中の発症率が最も低いのは、ガイドラインでいうと正常血圧（収縮期血圧＜120かつ拡張期血圧＜80）のレベルです。血圧を下げる薬を飲んでいる人や脳血管障害などの併存疾患がある人は、医師の指導のもと年齢によって治療目標を130／80未満あるいは140／90未満にしようということになったのです。

高血圧にも段階があります。ガイドラインでは、高血圧をⅠ度・Ⅱ度・Ⅲ度の3段階に分け、疾病リスクとの兼ね合いで、いつどのように治療するかを医師が判断するようになっています。血圧が高い人は早めに医師に相談しましょう。

成人における血圧値の分類（mmHg）

分類	診察室血圧		家庭内血圧	
	収縮期血圧（最高血圧）	拡張期血圧（最低血圧）	収縮期血圧（最高血圧）	拡張期血圧（最低血圧）
正常血圧	<120 かつ <80		<115 かつ <75	
正常高値血圧	120〜129 かつ <80		115〜124 かつ <75	
高値血圧	130〜139 かつ／または 80〜89		125〜134 かつ／または 75〜84	
I度高血圧	**140〜159 かつ／または 90〜99**		**135〜144 かつ／または 85〜89**	
II度高血圧	**160〜179 かつ／または 100〜109**		**145〜159 かつ／または 90〜99**	
III度高血圧	**≧180 かつ／または ≧110**		**≧160 かつ／または ≧100**	
（孤立性）収縮期高血圧	**≧140 かつ <90**		**≧135 かつ <85**	

※太字部分が一般的にいう高血圧（日本高血圧学会「高血圧治療ガイドライン2019」より）

手始めに、まずは食塩の量を減らすこと

高血圧症の予防に欠かせないのがまず生活習慣の見直しです。

一番手っ取り早いのが、**食塩摂取量の制限**です。今はインターネットなどで、食事にどのくらいの塩分が含まれているのか調べられるし、コンビニで売っているものも塩分量がしっかり載っているので、気にかけることが大切です。

新世紀の道標となる国の健康施策である「健康日本21（第二次）」の食塩摂取の目標値は8g未満ですが、日本高血圧学会は、高血圧患者における減塩目標を**1日6g未満**にすることを強く推奨しています。

気をつけて見てみると、私たちは普段、たくさんの塩分を摂っていることがわかります。ラーメンやそばやうどんの汁はできるだけ飲まない、寿司にも醤油をなるべく使わない、減塩醤油を利用するなど、ちょっとした気遣いで塩分摂取量を下げることができます。

塩分を摂りすぎると血液中の塩分濃度を下げようとして水分を摂る量が増えます。ラーメンを食べたあと喉が渇き、水を飲みたくなるのはそのせいです。その結果、**血液量が増加し、心臓から送り出される心拍出量が増え、血圧が上がります。** 血液中の塩分を早く排泄《はいせつ》しようとして、心臓は腎臓の働きで多くの血液を送り込むため、血圧が上がります。

腎臓の働きは、悪いものを体外に出す血管が多く集まった漉《こ》し器のようなものですから、血管の動脈硬化が進むと機能が悪くなります。高血圧で負荷がかかってもその機能は悪くなります。高血圧が原因でいろいろなものが悪循環になっていくのがわかると思います。

もの言わぬ内臓脂肪をいたわろう

今は飽食の時代で、いろいろなものが自由に食べられます。塩分摂取量に加え、食生活の全体から考えなければならないことは、食べすぎや飲みすぎを改善し、肥満、とくに**内臓脂肪型肥満を解消する**ことがとても重要です。

今は体重計の精度も上がり、ＢＭＩ（肥満度の指標）、内臓脂肪の量など数値で簡単に算出できるようになりました。ＢＭＩ（体重kg÷身長m÷身長m）の値が25以上であれば、25未満になるように減量をしたほうがいいですね。

普通の成人で**1日のトータルカロリーを1600kcalぐらいにしておけば、肥満になることはほとんどありません。**また、夜遅くに食べたり寝る前に食べたりすることも、できれば避けましょう。夜間の消費エネルギーは落ちているので、脂肪を蓄積しやすくなるため注意が必要です。

肥満とも関係するインスリンをご存じですか？　糖をエネルギーに変えるホルモンですが、**内臓脂肪が増えると、その働きが悪くなってきます。**そのため、たくさんインスリンを分泌しなければならなくなってきます。

インスリンは腎臓から塩分を排出しづらくする作用があるので、血中濃度の塩分濃度が高くなり、高血圧を招きます。またインスリンには、血液中の糖をコントロールする働きもありますが、自律神経のうち交感神経を刺激するために血圧が上がります。

たとえば、糖尿病患者のうち高血圧の人の割合は糖尿病でない人の約2倍、と高くなっています。糖尿病で血糖値が高くなると、動脈硬化が進み、血圧が上がってしまうのです。また、**高血圧の人は糖尿病になりやすい**ので注意が必要です。

内臓脂肪が多い人の高血圧には特徴があります。**拡張期血圧が高くなりやすく、次第に収縮期血圧も高くなる**といわれています。やがていろいろな血液データに悪影響を及ぼし、メタボリックシンドロームに進行しやすくなるのです。

野菜や果物は、血圧を下げる働きのあるカリウムを豊富に含んでいるので、カロリーコントロールをしながら積極的に食べるようにしましょう。果物なら1日にオレンジ1個とバナナ1本程度です。

さらに野菜・海藻・大豆に含まれるカリウム・マグネシウム・カルシウムなどのミネラル、食物繊維には血圧を下げる働きがあります。できるだけ無添加・無農薬のものを摂取し、魚や野菜を中心としたバランスの良い食事を心がけましょう。ちなみに、**野菜の目標摂取量は1日350g**です。ただし、腎機能が低下している方はカリウムを制限する必要がある場合があります。主治医に相談して治療を受けるようにしてください。

1990年代のアメリカで、血圧を上げないために提唱されたのが「DASH食」というものです。

DASHはDietary Approaches to Stop Hypertensionの頭文字を取ったもので、「高血圧を防ぐ食事法」といった意味合いです。肉類や甘味類などの高脂肪・高コレステロール食を控え、野菜や果物、ナッツ類、豆類、魚類、低脂肪乳製品、穀類などを中心とした複合食です。**低脂肪・低コレステロールで、カリウムやカルシウム、マグネシウムなどのミネラル類を多く摂り、不飽和脂肪酸を多く含む魚類を積極的に摂取する**ことを推奨しています。私たちの食生活にも参考になると思います。

食事の量をむやみに減らさない

食事では特に「バランスよく」を心がけてください。日頃のストレスや仕事、人づき合いなどによって、意外とバランスがとりにくいものです。意識して整えるように心がけてください。

なかでも大切なのは栄養素のバランス。腹八分目を意識して摂取するカロリーにも注意を向け、朝、昼、夜の食事の偏りをなくし、できるだけ多くの品目を摂りましょう。**ビタミンやカルシウム、たんぱく質、脂質などのバランスを整えることが理想**です。

また、カロリーは少し控えめに設定するといいでしょう（私たちは1日1600〜1800kcal程度を推奨しています）。あまり極端には減らさず、無理のない範囲で始めてください。特に肥満や体重が気になっている方は、無理のない範囲で意識してみてください。

摂取カロリーが多いのを放置し、しかも運動習慣が身につかない生活を続けると、脳血管疾患ばかりか血液循環や骨の成長にも悪影響を与えます。適正体重を知って目標を立ててください。

回数は朝、昼、夕と一日3食とるのが一般的です。**2回に減らすのはかえって太る原因になる**といわれています。

3回よりも2回のほうがどうして太る原因になるのでしょうか。体が飢えた状態は吸収を促進し、ドカ食いのように一度の食事の量を増やすことにつながりやすいからです。

逆に、**1日の摂取量を変えずに、食事の回数を4回や5回に増やすことは効果がある**とされています。

また、食事時間を長くとることも減量効果があります。早食いは良くありません。よく噛んで唾液の分泌をしっかり促すことが大事です。

これらの中から1つでも2つでも、意識して行ってみてください。適度な運動と組み合わせると、さらなる効果が期待できるでしょう。さっそく始めてみてください。

これさえ守れば、お酒を飲んでも大丈夫

飲酒は「節度ある適度な飲酒」を守ることが大事ですが、人によってアルコールに対する強さは違いますから、「節度ある適度な飲酒」といわれても、すぐには自分の適量とは結びつかないでしょう。

一般的に健康の目安ということになると、**男性で1日に日本酒1合、ビールなら中ビン1本**です。しかし、飲み始めたら、こんなものでは終わらない人も少なくないと思います。「酒は飲んでも飲まれるな」と心し、飲酒は週に1回ほどに控えるのが賢明かもしれません。

タバコはやめたほうがいいです。タバコを吸うたびに血圧が上がるのをご存じですか？　血流も悪化するうえ、動脈硬化を加速させるのは周知の事実です。

血中に悪玉コレステロールが増えると、動脈硬化の原因になります。高血圧になると血管の壁に圧がかかり続けるため、血管が硬く厚くなっていきます。高血圧になると血管のやわらかさ、つまり弾力が失われていくのです。

運動不足も高血圧の環境要因になるため、適度な運動をする必要があります。腋汗をかくぐらいの運動の強さがいいと思います。

毎日30分以上の運動ができれば理想的です。平地でのやや早足での歩行など、心拍数が100〜120拍／分になる運動がいいでしょう。ラジオ体操をして体をほぐしてから、チャレンジするといいと思います。

過去の不摂生をリセットできる方法がある

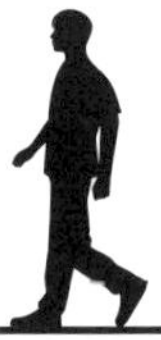

若い血管はしなやかですが、加齢とともに血管の弾力性は失われていきます。これには喫煙や高血糖、飲酒なども関係しますが、近年自分でできることとして注目されているのが運動です。

血管の収縮や拡張は自律神経により調整されますが、**血管の弾性の低下は血液を運搬することにも影響します。**

血管年齢という言葉を耳にしたことはありませんか？　これは、血管の老化、弾性の低下を基準とした血管の年齢のことです。**「血管年齢が高い」といえば、実際の年齢以上に血液の老化や弾性が低下している状態**をさします。

若い頃なら何とか許された不摂生や運動不足を、年を重ねてからも続けている人も少なくないはずですが、食事と運動の関係性をしっかり理解して、40～50代くらいからは定期的な運動習慣を身につけたいところです。

食事には生理的な要求があるので、取りすぎに注意しながらバランスをとるのがポイントですが、運動は食事や睡眠などと違い、生理的要求があまりないぶん少しやっかいです。何もしないでいると必然的に運動不足となり、不活動になりがちです。だからこそ、よけいに運動のきっかけづくりや習慣化が必要なのです。

では具体的にどのような運動をするのがいいのでしょうか。それについては103～120ページで紹介したストレッチングとほぼ同様なのでそちらを参照してください。

「第二の心臓」を活性化して、血の巡りをよくする

屋外に出る機会があまりない方でも、自宅で運動をすることで血液の循環を十

分に高めることは可能です。

ふくらはぎは「第二の心臓」といわれています。心臓から遠く離れた足の血液は、重力に逆らって再び心臓に戻す必要があります。その際、ふくらはぎの筋肉は、血液を円滑に循環させるため十分に収縮するポンプの役割を果たさなければなりません。

そのふくらはぎの筋肉は、一歩歩くたびに収縮します。そのため、**歩数が血液の循環を助ける**と考えられます。つまり、ここでも歩いて歩数を稼ぐことが大事になるのです。

屋外の歩行でも室内の歩行でも歩行は歩行です。家の中での足踏み、室内をグルグル回るなどでも十分効果があります。もちろん、立ち座りの運動でもふくらはぎの収縮はあるので、同じように考えて結構です。

ふくらはぎの収縮は直接的にポンプの作用がありますが、それ以外の筋肉を収縮させても血液循環は向上します。座ったままで上肢《じょうし》の運動をしても効果が期待できます。**イスに座り、走るときのようにひじを軽く曲げて手を振ってください。**手を振るのみでなく少し体をひねるようにするとさらに血液循環が増えます。

このような運動を定期的に朝方、昼頃、夕方や夜と、短時間でいいので行ってみてください。少しやるだけで、きっと体がホカホカしてくるはずです。少しの運動でも十分、血液循環がある証拠です。

有酸素運動によって、血管は若返る

歩行という全身運動は常に酸素を摂り入れながら行うので、有酸素運動に分類されます（これに対して、短距離走や重量挙げなど短時間に強い力を発揮する運動を無酸素運動といいます）。

血中には糖や脂肪がありますが、まず糖が先に使われます。糖を使い切ってから脂肪が燃焼されます。**長く続けることで、脂肪をエネルギーとして燃焼しやすくなります。**

20分以上の有酸素運動では体脂肪も使われるので、ある程度時間を決めて歩くことで脂肪が燃焼することにより肥満の解消にも役立ちます。

また、代謝が良くなるので**血中脂肪や血糖値、血圧の改善**にも効き目があります。

ただし、糖は分解の効率が良く、すぐにエネルギーをつくれるのに対して、体脂肪の分解には時間がかかるとされています。ですから、**空腹で運動するとエネルギー源がなくなるリスクもある**わけです。

持病のある方はもちろん、そうでない方も脱水や低血糖などの症状が表れる場合もあるので注意が必要です。

特に、長時間の運動では水分補給やカロリーのあるものの補食もすすめられています。マラソンの給水ポイントで水やバナナを配るのはこのためですね。

勉強など頭を使う場合は、同時に脳内の糖代謝もあるので、糖の消費が高いと

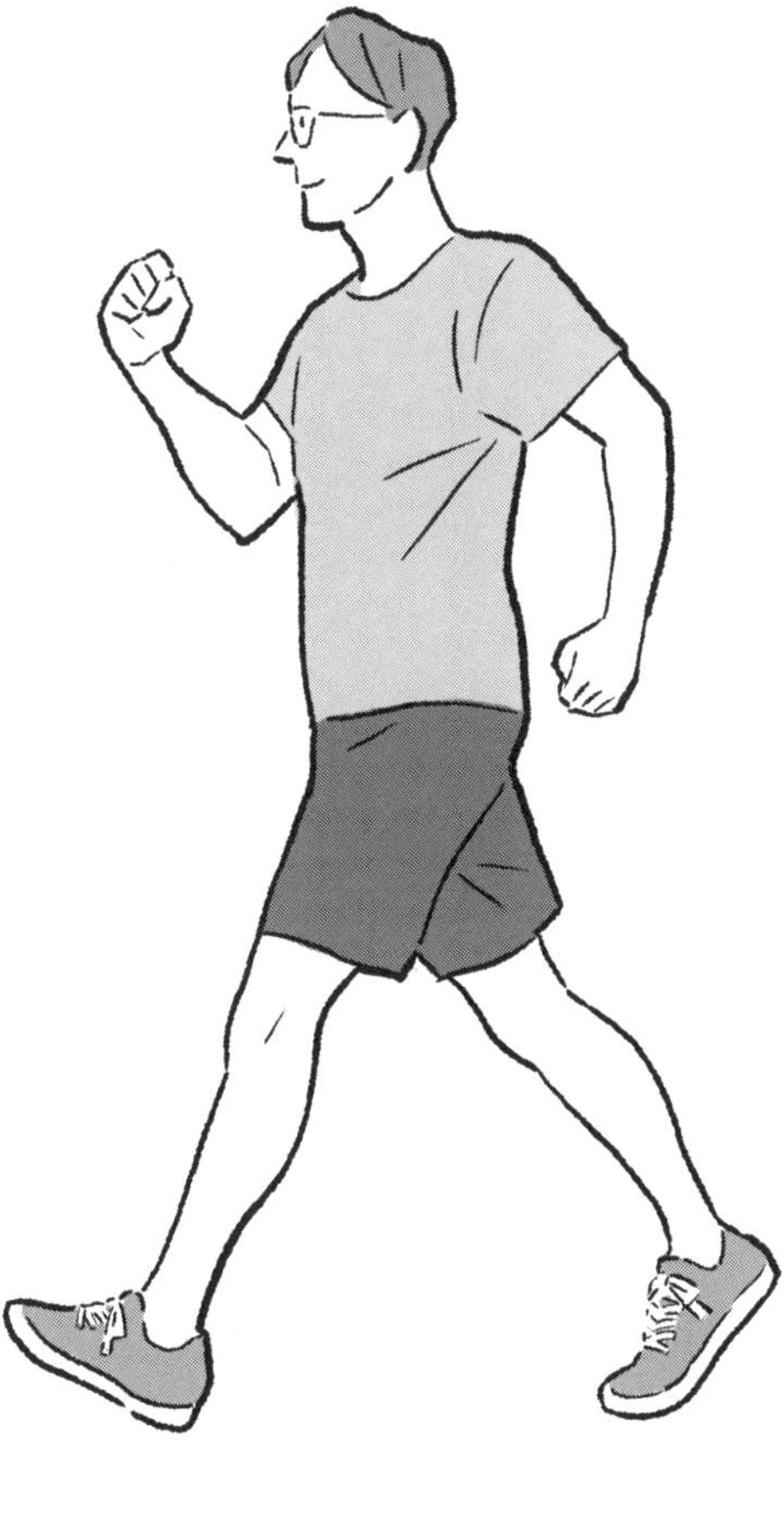

されます。受験生が夜食を食べたがるのは、頭を使って考えたために糖が不足してしまっている状態だからという側面もあります。適度な糖質補給は、勉強効率を上げるといわれています。

どうも頭が回らない……。それも糖質不足のサインかもしれませんよ。

ちなみに、先にもお話ししたとおり、心臓のポンプは血液を体じゅうに送り出していますが、血管や腸管なども自律神経の作用で血液を送り出す運動をしているのをご存じでしょうか。

適度な運動は自律神経の調整も促すことにつながります。血管や腸の動きも運動すると高まるようになります。

治療のためにしばらく寝たきりだった入院患者さんが、久しぶりに歩いたあとに便が出るというのはよくあること。重力の影響を受け運動をすることで、腸の動きは高まります。

運動不足は体の血液循環を下げることになってしまいます。アンチエイジングのためにも、適度な運動で体内をきれいにするという意識をぜひ持ってください。「不活動」というのがいかに健康にとって良くないキーワードか、おわかりいただけたでしょうか。

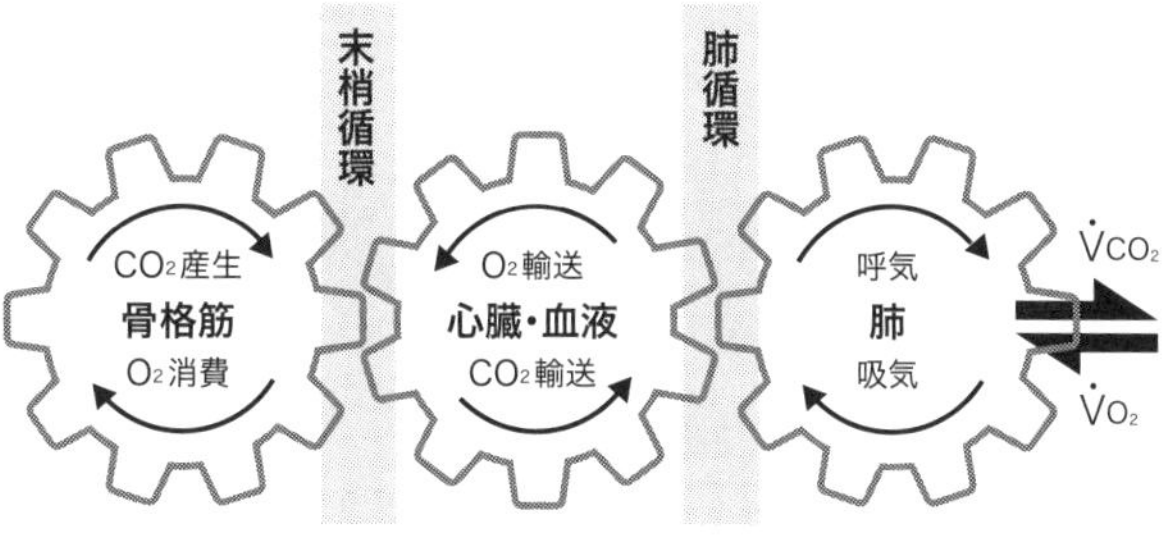

運動を継続するには「骨格筋」「心臓・血液」「肺」の3つの要素が重要になる。これが運動の「持続」に大きく関係する。

水中歩行は御利益満載

水中での運動は、**泳がずに歩くこと**が推奨されています。

水中運動の効果はいろいろあり、水圧により適度な負荷が心臓や筋肉にかかること、浮力により体重が軽く感じられ、荷重による痛みやバランスの悪さが感じられなくなること、それほど重力がかからないので思い切り自由度の高い運動が可能になる、などです。

水中では体に水圧がかかります。血液を体内で循環させるには心臓がポンプとなって圧を加えて送り出しますが、水中では筋肉や血管にも圧がかかるため、循環が促されるわけです。また、水深が深いとさらに水圧は高くなるので、足の先から心臓に血液を戻す作用も高まります。

肺にも圧がかかるので、自然と腹式呼吸や深呼吸がしやすくなります。圧は体のさまざまな器官に加わることになります。

ただ、水圧が加わるので抵抗は高いため運動量は増加します。心臓疾患や循環器疾患があり心配な方は担当医師にご相談ください。激しく泳ぐわけではない水中歩行は推奨されると思います。

ペースは週に2回程度で十分です。まずは、ゆっくりと歩くことから始めてみてください。

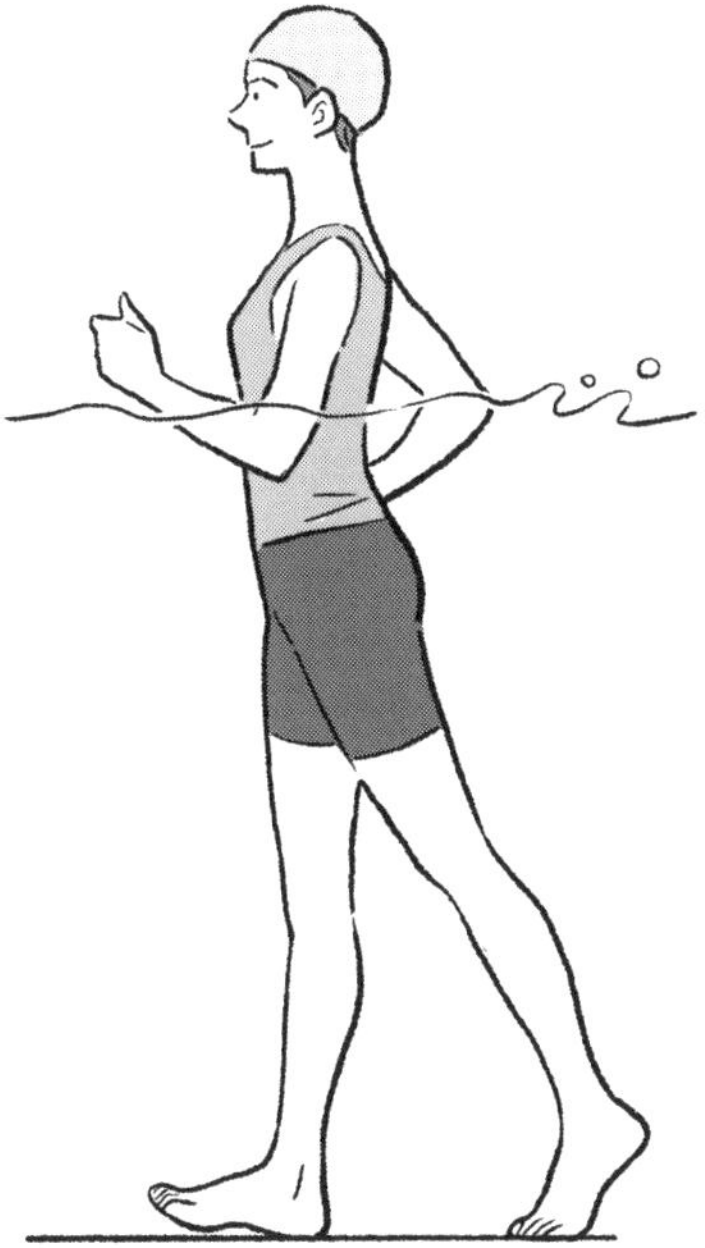

「血管ほぐし」の効果がいまいちな理由

手軽にできるからでしょうか、テレビや本、雑誌などでは「(自分の体を)自分で揉《も》むことで簡単に健康になれる、効果を得られる」といったことが広く謳われているようです。実際の効果のほどはどうなのでしょうか。そのあたりについて少し触れたいと思います。

たしかに筋肉を揉むことによる効果はあります。ただ、**その効果は即時的なものです。**長期的な効果を求めるなら、継続していくことが大事になります。

ここで気になるのは、「血管ほぐし」もその効果が伝えられていることです。遺体(解剖学でいう検体)の血管を縦方向に伸ばしても、多少伸びますがお餅みたいには伸びません。要するに、血管というのは簡単には揉みほぐせないということです。

血管を伸ばすためには、体操をしてしっかり体を伸ばさなければなりません。

「揉む」のほかに「触る」「押す」といった刺激も含めた効果についても触れておきましょう。

「**ゲートコントロールセオリー**」という痛みに関する理論があります。ごく簡単にいうと、痛みが伝わる途中にはゲート（門）があり、ゲートで痛みがせき止められるので、一時的に痛みがなくなるというわけです。

たとえば、蚊に刺されるとかゆくなります。それは刺されたことが大脳に伝わってかゆみや痛みを訴える状態です。これに対して、爪で×印を書くように爪痕を残したり、冷やしたりする民間療法があります。爪痕や冷やすことがゲートを閉ざす役割を果たし、痛みやかゆみの刺激が大脳に伝わらなくなるのです。要するに痛みが消えた状態ですね。

しかし、これはあくまで一時的なもので、第二波的な刺激（痛み）があると、それはゲートを通り抜けてしまうとされています。

この理論によれば、マッサージや肩もみなどは、蚊に刺されたときの爪痕や冷やすことに相当します。つまり、ある程度の即効性は期待できますが、その場だけの効果である可能性も否定できないわけです。

エアーマッサージ器は「気持ちいい!」だけじゃない

最近、エアーマッサージ器というものが売られています。足に巻いて空気の圧力でマッサージするもので、さまざまなタイプのものがあります。

このエアーマッサージ器、実は病院でも利用する場面があります。たとえば寝ている時間が長くなっている患者さんの**足の循環を高めるのにこのような器械を使うと効果的**とされています。

ふくらはぎには「第二の心臓」としての機能があることにはすでに触れましたが、実際、地面に足をつく機会が減ってしまうと、末梢の血管に血液を送って心臓まで戻すのが難しくなります。寝ているのでふくらはぎを使わないためです。

若い方はまだまだ予備力がありますが、年を重ねると循環機能は落ちます。そのため安静にしている間に機器を使ってマッサージするわけです。このような器械を**補助的に自宅で使うのはそれなりに効果が期待できる**でしょう。〝イタ気持ちいい〟というリラックス効果のみではないと思います。

おわりに

継続できる力こそ、私たちに平等に与えられたセンスです

日々患者さんと接する中で感じるのですが、ご自分のルーティンとなる運動習慣を持っている人は、その内容の如何《いかん》を問わず、体を動かすことのセンスを感じます。センスとは、実に難しい言葉だと思いますが、センスがあると表現する場合、ふつうは「センスがいい」ことを意味しますよね。

あらゆる運動は、大脳から無意識に伝達される信号をもとに行われますが、人は意識的にそれを調整しようとします。そもそも、考えてみてほしいのが、**人は生まれてから一度も基本となる動作や歩行を習ったことがない**のです。ジュニア向けのテニススクールで習うのは、立ったり座ったり走ったりという基本動作ではなく、それを前提とした専門的なものですよね。たとえばテニスのサーブでボールを上にあげるときの手の使い方とか、体幹でボールを打つといった動きで、こ

れはつまり、〝修正〟に近い内容なのです。

人は歩くことを自然に覚え、立ったり座ったり走ったり、時にジャンプする動作はいっさい習ってきませんでした。ですから、あれやこれやと新しく覚えることについて、まったく運動をしてこなかった方に比べると、運動の〝修正〟の経験がある方は、必然的に飲み込みが早く、その精度も高いのです。

ただ、それを継続するのはあくまで**〝意志〟**であり、これに関しては、社長でも大臣でも、運動センスが高いオリンピック選手であっても、そうでない私のようなタイプの人間と、**差はない**のです。センスがある人は効率よく運動できるのは間違いありませんが、意志は平等です。ぜひ継続するという意志をもって、まずは1か月程度続けることから始めてみてください。物事は〝習うより慣れろ〟で、継続は力です。本書がそのきっかけになれば、こんなにうれしいことはありません。

医療技術の進歩で寿命は確実に延びています。長生きするなら、自由に動ける時間も長くなるようにぜひ一緒にがんばりましょう！

中山 恭秀

安保雅博（あぼ・まさひろ）
東京慈恵会医科大学リハビリテーション医学講座主任教授。附属病院リハビリテーション科診療部長。附属病院副院長。リハビリテーション科医／博士（医学）。1990年東京慈恵会医科大学卒業。98年～2000年までスウェーデンのカロリンスカ研究所に留学。リハビリテーション治療のパイオニア。脳卒中後遺症が専門。三重大学、東京都立大学、京都府立大学、青森大学客員教授。

中山恭秀（なかやま・やすひで）
東京慈恵会医科大学リハビリテーション医学講座准教授。附属病院リハビリテーション科技師長。理学療法士／博士（リハビリテーション科学）。1992年に東京都立医療技術短期大学、98年に明治学院大学卒業。2001年に筑波大学大学院修士課程、12年に博士課程修了。姿勢調節と運動制御の理学療法を研究。広島大学客員教授。

本作品は当文庫のための書き下ろしです。

だいわ文庫

15万《まん》人《にん》診《み》た高齢者医療《こうれいしゃいりょう》の名医《めいい》が教《おし》える
70歳《さい》すぎても歩《ある》ける体《からだ》になる！

著者 安《あ》保《ぼ》雅博《まさひろ》
中山恭秀《なかやまやすひで》

二〇二二年八月一五日第一刷発行
二〇二二年一〇月一〇日第二刷発行

発行者 佐藤 靖
発行所 大和《だいわ》書房
東京都文京区関口一－三三－四 〒一一二－〇〇一四
電話 〇三－三二〇三－四五一一

フォーマットデザイン 鈴木成一デザイン室
本文デザイン 伊藤まや（Isshiki）
本文イラスト 山崎真理子
本文印刷 中央精版印刷 カバー印刷 山一印刷
製本 中央精版印刷

ISBN978-4-479-32025-8
乱丁本・落丁本はお取り替えいたします。
http://www.daiwashobo.co.jp